内科常见病基础与实践

罗　炜　朱丽君　梁彩平　主编

汕头大学出版社

图书在版编目（CIP）数据

内科常见病基础与实践 / 罗炜，朱丽君，梁彩平主编. -- 汕头 : 汕头大学出版社, 2024. 6. -- ISBN 978-7-5658-5331-9

Ⅰ. R5

中国国家版本馆CIP数据核字第2024DA0293号

内科常见病基础与实践
NEIKE CHANGJIANBING JICHU YU SHIJIAN

主　　编：罗　炜　朱丽君　梁彩平
责任编辑：郑舜钦
责任技编：黄东生
封面设计：皓　月
出版发行：汕头大学出版社
　　　　　广东省汕头市大学路 243 号汕头大学校园内　邮政编码：515063
电　　话：0754-82904613
印　　刷：河北朗祥印刷有限公司
开　　本：710mm×1000mm　1/16
印　　张：11.75
字　　数：210 千字
版　　次：2024 年 6 月第 1 版
印　　次：2024 年 9 月第 1 次印刷
定　　价：128.00 元
ISBN 978-7-5658-5331-9

内科疾病是严重威胁人类健康的常见病和多发病，其发病率呈逐年上升趋势，越来越受到社会各界，特别是医学界的关注和重视。内科学是一门涉及面广和整体性很强的学科，是临床医学各科的基础学科，其范畴是在整个医学的历史发展中形成并且不断更新变化的。随着医学科学技术的发展，人们在实践中逐渐对人体各系统、各器官疾病的病因和病理方面获得了比较明确的认识，加之诊断方法和技术的不断改进，以循证医学为指导的医学模式渐渐替代了以往以经验为主的医疗模式，以介入治疗为代表的新的治疗手段打破了传统内科疾病以单一药物治疗的格局。

本书是一部全面深入探讨内科常见疾病的专业医学著作，内容覆盖了呼吸内科、内分泌内科、心脏疾病等多个领域。本书首先详细论述了肺炎、支气管哮喘、慢性阻塞性肺疾病和支气管扩张症等疾病的临床表现、诊断及治疗方法。随后则深入探讨了甲状腺疾病、糖尿病、代谢综合征和低血糖等病症，突出了其诊断要点和治疗策略。最后针对具体的心脏结构异常进行讲解，包含房、室间隔缺损、肺动脉狭窄、肺静脉畸形引流和先天性瓣膜畸形等疾患，同时进一步介绍了心律失常的分类、机制和治疗，包括缓慢性和快速性心律失常以及心房颤动等。全书贯穿了各科系疾病的基本理论、基本知识，参考内科学的新理论、新疗法，侧重临床实践，深入浅出，在内容上以求简明扼要，突出重点，丰富最新技术及进展，并注重临床实用性，便于临床医师理解和掌握。本书内容翔实，实用性强，对于临床医生了解和掌握临床思维方法、提高临床思维能力具有很好的指导意义。

由于本书内容较多，编写时间较为仓促，不足之处在所难免，恳请广大读者不吝指正，在此深表感谢。

目 录 >>>>>

第一章　呼吸内科常见疾病 ……………………………………………… 001

　　第一节　肺炎 ………………………………………………………… 001

　　第二节　支气管哮喘 ………………………………………………… 008

　　第三节　慢性阻塞性肺疾病 ………………………………………… 015

　　第四节　支气管扩张症 ……………………………………………… 021

第二章　内分泌内科常见疾病 …………………………………………… 026

　　第一节　甲状腺病 …………………………………………………… 026

　　第二节　糖尿病 ……………………………………………………… 040

　　第三节　代谢综合征 ………………………………………………… 051

　　第四节　低血糖 ……………………………………………………… 054

第三章　先天性心脏病 …………………………………………………… 059

　　第一节　房、室间隔缺损 …………………………………………… 059

　　第二节　肺静脉畸形引流 …………………………………………… 075

　　第三节　先天性瓣膜畸形 …………………………………………… 087

第四章　心律失常 ………………………………………………………… 095

　　第一节　心律失常概述 ……………………………………………… 095

　　第二节　缓慢性心律失常 …………………………………………… 103

　　第三节　快速性心律失常 …………………………………………… 109

　　第四节　心房颤动 …………………………………………………… 118

第五章　心力衰竭 ………………………………………………………… 132

　　第一节　急性心力衰竭 ……………………………………………… 132

第二节　慢性左心衰竭 ⋯⋯⋯⋯⋯⋯⋯⋯⋯⋯⋯⋯⋯⋯ 147

第三节　慢性右心衰竭 ⋯⋯⋯⋯⋯⋯⋯⋯⋯⋯⋯⋯⋯⋯ 157

第四节　难治性心力衰竭 ⋯⋯⋯⋯⋯⋯⋯⋯⋯⋯⋯⋯⋯ 170

参考文献 ⋯⋯⋯⋯⋯⋯⋯⋯⋯⋯⋯⋯⋯⋯⋯⋯⋯⋯⋯ 180

第一章　呼吸内科常见疾病

第一节　肺炎

一、支原体肺炎

支原体肺炎是由支原体引起的呼吸道感染，包括咽炎、支气管炎、肺炎。支原体是一类缺乏细胞壁的原核细胞型微生物，它不同于细胞，也不同于病毒。从人体分离的 16 种支原体中，5 种对人有致病性，即肺炎支原体、解脲支原体、人型支原体、生殖支原体及发酵支原体，与人类关系最密切的是前 3 种。人型支原体、解脲支原体一般认为是机会性感染病原体。支原体肺炎常于秋、冬季节发病，儿童和青年人居多，近年来成人亦多见。主要由飞沫经呼吸道吸入传播，可散发或小流行。主要病变为间质性肺炎，亦可累及胸膜。

（一）症状与体征

1. 症状

潜伏期 2 ~ 3 周，一般起病缓慢，约 1/3 的病例无症状。以气管、支气管炎、肺炎、耳鼓膜炎等形式出现，而以肺炎最重。发病初期有乏力、头痛、咽痛、发冷、发热、肌肉酸痛、食欲缺乏、恶心、呕吐等症状，头痛显著。热度高低不一，可高达 39℃，2 ~ 3 日后出现明显的呼吸道症状如阵发性刺激性咳嗽、干咳或少量黏痰或黏液脓性痰，有时痰中带血。

因支原体可长期生存于气管黏膜上皮细胞间而影响纤毛运动，故咳嗽常持续较久。发热可持续 2 ~ 3 周，热度恢复正常后尚可遗有咳嗽、伴胸骨下疼痛。颈淋巴结可肿大。

病情一般轻微，有时也可以相当严重，可有肺脓肿、气胸、肺气囊肿、支气管扩张、闭塞性细支气管炎，甚至 ARDS、DIC 等并发症。支原体肺炎较细菌性肺炎肺外症状相对多见。皮肤损害见于 25% 的患者，表现为斑丘疹、结节性红斑、多形红斑、水疱疹和中毒性表皮坏死溶解症。少数病例可伴发中枢神经症状。

2．体征

体检无重要发现，与患者的主诉和 X 线改变不相一致。可见轻度鼻塞、流涕，咽中度充血。耳鼓膜常有充血，约 15% 有鼓膜炎。颈淋巴结可肿大。有 10% ~ 20% 的患者出现斑丘疹，此为重要线索，少数患者出现多形性红斑或 Stevens-Johnson 综合征。胸部一般无明显异常体征，约 50% 的患者可闻干或湿啰音，10% ~ 15% 病例发生少量胸腔积液。

（二）辅助检查

1．一般检查

血常规白细胞总数可高、可低，多数正常。血沉和 C 反应蛋白增快。

2．X 线检查

初期双肺纹理增多模糊与网状阴影，以间质病变为主，与病毒性肺炎、机遇性肺炎等无法区别。两下肺叶较低密度斑片状的阴影，密度不均，常呈单侧。单个肺叶或肺段实变，但边缘模糊呈网状结节状，无清晰分界，常伴肺门淋巴结肿大，并随症状的吸收而缩小或消失。并发症较多，尤其胸膜炎的发生率高，主要表现为胸腔积液和胸膜反应性增厚。一般 2 周左右开始吸收，1 ~ 2 个月可明显吸收或完全吸收。

3．支原体的特异性实验室检查

（1）支原体特异性血清学检测方法

最常用的是补体结合试验，另有间接免疫荧光染色检查法、生长抑制试验、代谢抑制试验、间接血凝试验、酶免疫法和酶联免疫吸附试验（ELISA）等。补体结合试验检测支原体脂多糖，双份血清效价 4 倍及以上升高用于肺炎支原体感染的诊断。但对早期诊断和治疗缺乏指导意义，且与细菌抗体存在交叉反应。

（2）支原体的非特异血清学方法

有肺炎支原体冷凝集试验与 MG 链球菌凝集试验，对支原体肺炎能起辅助诊断的作用。冷凝集试验在支原体感染时仅有 30% ~ 40% 的阳性率；其他微生物也可诱导产生冷凝集素。检测特异性抗体 IgG 的方法尚不能达到早期快速诊断的目的，所以抗原的检测为今后研究的发展方向。目前已有用酶联免疫吸附试验、荧光标记抗体、肺炎支原体膜蛋白单克隆抗体和反向间接血凝法直接检测分泌物和体液中支原体抗原的报道，具有很高的特异度和灵敏度。人体感染肺炎支原体后，能产生特异性 IgM 和 IgG 类抗体。IgM 类抗体出现早，一般在感染后 1 周出现，3～4 周达高峰，以后逐渐降低。由于肺炎支原体感染的潜伏期为 2～3 周，当患者出现症状而就诊时，IgM 抗体已达到相当高的水平，因此 IgM 抗体阳性可作为急性期感染的诊断指标。如 IgM 抗体呈阴性，则不能否定肺炎支原体感染，需检测 IgG 抗体。IgG 较 IgM 出现晚，需动态观察，如显著升高提示近期感染；显著降低说明处于感染后期。由此提示 IgG 与 IgM 同时测定，可提高诊断率，达到指导用药、提高疗效之目的。

（3）肺炎支原体培养方法

肺炎支原体培养较为困难，须特殊培养基，且生长比一般细菌缓慢。标本来源于鼻、咽拭子或痰、胸腔积液、支气管肺泡灌洗物、气管吸液、肺组织等，取标本时拭子应用力擦下尽可能多的细胞，因为支原体与细胞相伴。

（4）肺炎支原体非培养方法

支原体分子生物学检测方法有基因探针和聚合酶链反应（PCR）等方法。基因探针的核酸杂交法，虽然敏感性和特异性都很高，但基因探针常用同位素标记，放射性危害大，设备要求高且繁琐、难以推广，近年来发展的 PCR 技术使得支原体检测变得简便、快速、敏感、特异，为支原体的检测和实验研究开辟了一个广阔的前景。

（三）诊断要点

（1）持续咳嗽较频繁，肺部无明显阳性体征，但 X 线检查有斑状或大片状阴影，X 线的病变明显，这是本病最主要特征。总之，支原体肺炎的特点是 X 线表现与临床体征不一致，多为 X 线表现严重，而肺部体征轻微，甚至无阳性体征发现。

（2）白细胞计数大多正常或稍减少。

（3）使用青霉素、链霉素、磺胺药无效，但红霉素能明显减轻症状或缩短病程。

（4）血清冷凝集滴定度增高，1：32 以上，阳性率为 50%～70%，冷凝集素多于起病后第 1 周末开始出现，至 3～4 周达高峰，2～4 个月才消失。而细菌性（包括结核）及病毒感染都呈阴性反应，故可借此排除肺结核、细菌、病毒性肺炎。

（5）分离病原体，从患者痰、鼻、咽拭子中培养支原体，但需 10 日以上，因此临床意义不大。

⑥血清特异性抗体测定，包括荧光抗体、补体结合及血凝抑制等，均有助于确诊，但不作为常规检查内容。

（四）治疗

1. 一般治疗

卧床休息，多饮水，注意保暖，摄入足够蛋白质、热量、维生素，保持呼吸道湿化与通畅，必要时给予氧气吸入。

2. 药物治疗

红霉素、交沙霉素和四环素类治疗有效，可缩短病程。治疗需持续 2 ~ 3 周，以免复发。咳嗽剧烈时可用可待因 15 ~ 30mg，每日 3 次。

二、衣原体肺炎

衣原体肺炎是由衣原体引起的肺部炎症，可引起肺炎的衣原体主要是肺炎衣原体和鹦鹉热衣原体两种。肺炎衣原体是一种人类致病源，尚未发现动物作为肺炎衣原体的宿主，感染途径可能是人与人之间通过呼吸道的飞沫传播，因此人口密集区域如家庭、学校、军队等可有小范围流行；占社区获得性肺炎的60% ~ 100% 鹦鹉热衣原体寄生于鹦鹉、鸽和鸡等 100 余种家禽和野生鸟类体内，人通过与带病原体的禽类接触或吸入鸟粪或被分泌物污染的羽毛而得病。病原体吸入后首先在呼吸道局部的单核、巨噬细胞系统中繁殖，之后经血液循环播散到肺内及其他器官，故本病可累及肝、脾、心、肾、消化道、脑和脑膜；急性期患者也可通过飞沫传染给他人，本病多为散发性，发病与季节无关。

（一）症状与体征

1. 症状

肺炎衣原体肺炎起病缓慢，逐渐出现声嘶、咽痛、发热、干咳、头痛、胸痛、倦怠和乏力，很少出现血痰。鹦鹉热肺炎临床表现与肺炎衣原体肺炎相似，但常与鹦鹉等鸟类有接触史，潜伏期 1 ~ 2 周，表现为发热、寒战、头痛、出汗、全身不适、关节痛、肌痛和咽喉疼痛，严重者咳嗽、咳少量黏痰或痰中带血，尚可出现恶心、呕吐、腹痛等消化道症状及嗜睡、谵妄、木僵或抽搐等精神症状。

2. 体征

（1）可为低热或高热。

（2）肺部听诊可闻及湿啰音。

（3）可有皮肤环形斑、甲状腺炎等肺外表现。

（4）如有脑部受累者，可表现为脑炎和急性炎症脱髓鞘性多发性神经病等表现。

（二）辅助检查

1. 一般检查

白细胞计数正常，有 80% 患者血沉加快。

2. X 线检查

胸部 X 线片无特异性，多为单侧下叶浸润，表现为节段性肺炎，严重者呈广泛双侧肺炎。肺门淋巴结肿大、肺叶实变、胸膜炎及胸腔积液少见。

3. 细胞培养

鼻咽部或咽喉壁拭子是最常用的标本，从气管或支气管、支气管肺泡灌洗液吸取物做培养最为理想，标本中病原菌含量较多。采集拭子标本应用力尽量擦下更多细胞，因为衣原体与细胞相伴。阳性标本接种后 72 ～ 96h 可见包涵体。

4. 微量免疫荧光试验

为国际上最常用的肺炎衣原体血清学方法。血清学诊断标准：①特异性 IgG 抗体 ≥ 16 但 < 1 ：512 且 IgM 抗体阴性提示既往感染；②特异性 IgG 抗体 ≥ 1 ：512，和（或）IgM ≥ 1 ：32，排除 RF 所致的假阳性后可诊断近期感染；③双份血清抗体效价 4 倍以上增高为近期感染。

5. PCR 技术

PCR 检测肺炎衣原体 DNA 较培养更敏感，敏感性高 25%，但用咽拭子标本检测似乎不够理想，不如血清学检测肺炎衣原体特异性抗体。

（三）诊断要点

（1）与鸟类或家禽有接触史。

（2）发病隐匿，发热、缓脉、肌痛、咳嗽、咳黏痰等症状，严重者可有呼吸困难和黄疸等。

（3）外周血白细胞计数多正常，亦可低下或增多。

（4）胸部 X 线表现为肺部炎症，从肺门向外辐射或两肺粟粒样结节影。

（5）特异性抗体 IgM ≥ 1 ：32 或 IgG ≥ 1 ：512 或升高 4 倍以上。

（6）若从痰、支气管吸出物或血中检测到衣原体 DNA，可确诊。

临床表现与其他非典型肺炎不易区分，必须依靠实验室诊断。目前尚无既敏感又简易、便于推广的确诊方法。咽拭子或痰液通过 Hela 细胞或其他细胞培养能分离到 CP。但临床标本做细胞培养不易分离到该衣原体，且所需时间较长。急性期和恢复期血清补体结合试验可作为回顾性诊断，但不能与其他衣原体相区别。微量免疫荧光试验（MIF）双份血清效价 4 倍升高，IgM1：32或更高，或单次 IgG 滴度 1：512 或更高；且排除类风湿因子所致假阳性后均有助于诊断。PCR 技术已用于 CP 的检测，若能进行质量控制，可防止出现假阳性结果。

（四）治疗

四环素和红霉素为首选抗生素。疗程 2～3 周，存在治疗失败的情况，尤其是使用红霉素治疗。治疗失败后改用四环素或多西环素，通常治疗效果仍然良好。阿奇霉素在细胞内半衰期更长，且胃肠道不良反应少，有逐步取代红霉素的趋势。对病情较重、病程较长、体弱或营养不良者应输鲜血或血浆，或应用丙种球蛋白治疗以提高机体抵抗力。

1. 一般治疗

卧床休息，多饮水，注意保暖，摄入足够蛋白质、热量、维生素，保持呼吸道湿化与通畅，必要时给氧。

2. 用药常规

（1）红霉素

口服，成人每日 1～2g，分 3～4 次服；小儿每日 30～50mg/kg，分 3～4次服。治疗军团菌病，成人每日 2～4g，分 4 次服。

静脉滴注：每 6h 一次，按体重用 3.75mg/kg。必要时一次可增至 10mg/kg。应用时，将乳糖酸红霉素溶于 10mL 灭菌注射用水中，再添加到输液 500mL 中，缓慢滴入（最后稀释浓度一般为 ≥ 0.1%）。

（2）阿奇霉素

每日只需服 1 次，成人 500mg，儿童 10mg/kg。连服 5 日，作用至少持续 10 日。不良反应及注意事项同红霉素。

（3）四环素

口服，成人每次 0.5g，每日 3～4 次；8 岁以上小儿每日按体重 30～40mg/kg，分 3～4 次服用。

静脉滴注，临用前加灭菌注射用水适量使其溶解。每日 1g，分 1～2 次稀释后滴注。

三、病毒性肺炎

病毒性肺炎是由上呼吸道病毒感染,向下蔓延所致的肺部炎症。可发生在免疫功能正常或抑制的儿童和成人。本病大多发生于冬、春季节,可暴发或散发流行。密切接触的人群或有心肺疾病者容易罹患。需住院的社区获得性肺炎约8%为病毒性肺炎,婴幼儿、老人、妊娠期妇女或原有慢性心肺疾病者,病情较重,甚至导致死亡。引起成人肺炎的常见病毒为甲、乙型流感病毒,腺病毒、副流感病毒、呼吸道合胞病毒和冠状病毒等。免疫抑制宿主为疱疹病毒和麻疹病毒的易感者;骨髓移植和器官移植接受者易患疱疹病毒和巨细胞病毒性肺炎。患者可同时受一种以上病毒感染,并常继发细菌感染,免疫抑制宿主还常继发真菌和原虫感染。呼吸道病毒可通过飞沫与直接接触传播,且传播迅速、传播面广。病毒性肺炎为吸入性感染,常患有气管、支气管炎。

(一)症状与体征

各种病毒感染起始症状各异。多数起病缓慢,症状较轻,有头痛、乏力、发热、咳嗽,并咳少量黏痰或血痰。少数可急性起病,肺炎进展迅速,体征往往缺如。病程一般为1~2周。在免疫缺损的患者,病毒性肺炎通常比较严重,有持续性高热、心悸、气急、发绀、极度衰竭,可伴休克、心力衰竭和氮质血症。由于肺泡间质和肺泡内水肿,严重者会发生呼吸窘迫综合征。体检可闻及湿啰音。

(二)辅助检查

1. 实验室检查

(1)血常规

白细胞计数一般正常,也可稍高或偏低。继发细菌感染时白细胞计数和中性粒细胞均增高。痰培养常无致病菌生长。

(2)病毒学检查

鼻咽拭子、鼻咽部冲洗液、痰或肺部活检标本病毒分离阳性。

(3)血清学检查

补体结合试验、中和试验和血凝集抑制试验等急性期和恢复期的双份血清抗体效价升高4倍或以上,对诊断有重要价值。

2. X线检查

胸部X线片可见肺纹理增多,小片状浸润或广泛浸润,病情严重者呈现弥漫性浸润,胸腔积液少见。

（三）诊断要点

（1）起病缓慢，潜伏期一般为 2 ~ 5 周。有寒战、高热（常为弛张热）、头痛及全身乏力，尚可引起消化道症状，无皮疹，热程一般为 1 ~ 3 周。个别病例呈慢性过程，发热数月甚至 1 年以上。于发热第 2 周出现干咳，少数有黏痰，偶有痰中带血丝，可有胸痛以及肌痛、水肿、大汗、衰竭等。肺部体征多不明显，可有呼吸音减低及细小湿啰音，数日后即可消失。还可有相对缓脉、肝脾肿大等。

（2）实验室检查：白细胞计数多正常，也可增高或降低。血沉轻度增快，发热期有轻度蛋白尿，可有血清 GPT 增高。

（3）X 线检查：胸部 X 线片表现为大小不等的斑片状模糊影或肺叶实变，常局限于一侧或两侧肺下叶，吸收期可呈圆形阴影，消散较慢，常于 3 ~ 4 周后吸收，甚至可延至 10 周以上方能完全吸收。

（4）血清免疫学检查和病原体分离是确诊立克次体肺炎的检测手段。如补体结合试验、凝集试验、酶联免疫吸附试验（ELISA）及间接荧光抗体试验等均具有特异性诊断价值。DNA 探针技术和 PCR 技术正在临床试验中。

（四）治疗

1. 一般治疗

应嘱患者注意休息、适量饮水、清淡饮食，注意预防交叉感染，保持呼吸道通畅。

2. 药物治疗

抗病毒药物如金刚烷胺、利巴韦林、阿糖腺苷等可试用，某些中草药也有一定疗效，除非并发细菌性感染，抗生素一般无须使用。对呼吸道合胞病毒、腺病毒、副流感病毒、流感病毒等可用利巴韦林，每日 0.8 ~ 1.0g，分次口服；或用利巴韦林 10 ~ 15mg，每日 2 次，肌内注射。对疱疹病毒、水痘病毒感染及免疫缺陷者可用阿昔洛韦，每次 5mg/kg，静脉注射，每日 3 次，连续用 7 日。对流感病毒感染者，亦可用金刚烷胺每次 100mg，每日 2 次，口服。

第二节　支气管哮喘

支气管哮喘是致敏因素或非致敏因素作用于机体引起可逆的支气管平滑肌

痉挛、黏膜水肿、黏液分泌增多等病理变化，是由多种细胞特别是肥大细胞、T淋巴细胞参与的气道炎症，本病常发生于过敏体质和支气管反应过度增高的人，支气管哮喘与变态反应关系密切，在易感者中此处炎症可引起反复发作的喘息、气促、胸闷或咳嗽等症状，多在夜间和凌晨发生。本病后期可继发慢性阻塞性肺气肿及慢性肺源性心脏病，可严重影响心肺功能，已成为严重威胁公众健康的一种主要慢性疾病，我国哮喘的患病率约为1%，儿童可达3%，据测算全国约有1000万以上哮喘患者。

一、症状与体征

（一）症状

典型的支气管哮喘，发作前有先兆症状如打喷嚏、流涕、咳嗽、胸闷等，如不及时处理，可因支气管阻塞加重而出现呼吸困难，严重者被迫采取坐位或呈端坐呼吸；干咳或咳大量白色泡沫痰，甚至出现发绀等。一般可自行缓解或用平喘药物等治疗后缓解。某些患者在缓解数小时后会再次发作，甚至导致重度急性发作。

此外，在临床上还存在非典型表现的哮喘。如咳嗽变异型哮喘，患者在无明显诱因咳嗽2个月以上，常于夜间及凌晨发作，运动、冷空气等诱发加重，气道反应性测定存在有高反应性，抗生素或镇咳、祛痰药治疗无效，使用支气管解痉剂或皮质激素有效，但需排除引起咳嗽的其他疾病。

（二）体征

发作时，可见患者取坐位，双手前撑，双肩耸起，鼻翼扇动，辅助呼吸肌参与活动，颈静脉压力呼气相升高（由于呼气相用力，使胸腔内压升高），胸部呈过度充气状态，两肺可闻及哮鸣音，呼气延长。

重度或危重型哮喘时，患者在静息时气促，取前倾坐位，讲话断续或不能讲话，常有焦虑或烦躁。危重时则嗜睡或意识模糊，大汗淋漓，呼吸增快多大于30次/分，心率增快达120次/分，胸部下部凹陷或出现胸腹矛盾运动，喘鸣危重时，哮鸣音反而减轻或消失。也可出现心动过缓，有奇脉。

二、辅助检查

（一）血常规

红细胞及血红蛋白大都在正常范围内，如伴有较长期且严重的肺气肿或肺源性心脏病者，则两者均可增高。白细胞总数及中性粒细胞一般均正常，如有感染时则相应增高，嗜酸粒细胞一般在 6% 以上，可高至 30%。

（二）痰液检查

多呈白色泡沫状，大都含有水晶样的哮喘珠，质较坚，呈颗粒样。并发感染时痰呈黄或绿色，较浓厚且黏稠。咳嗽较剧烈时，支气管壁的毛细血管可破裂，有痰中带血。显微镜检查可发现库什曼螺旋体及雷盾晶体。如痰经染色，则可发现多量的嗜酸粒细胞，对哮喘的诊断帮助较大。并发感染时，则嗜酸粒细胞数量降低，取而代之以中性粒细胞增多。脱落细胞学检查可发现有大量柱状纤毛上皮细胞。一般哮喘患者的痰液中，并无致病菌发现，普通细菌以卡他细菌及草绿色链球菌为最多见。同一患者在不同时间培养，可得不同细菌。

（三）血生化

哮喘患者血液中电解质都在正常范围之内，即使长期应用促皮质激素或皮质激素后，亦无明显细胞外液的电解质紊乱现象。血中的空腹血糖、非蛋白氮、钠、钾、氯、钙、磷及碱性磷酸酶等均在正常范围以内。

（四）X 线检查

在无并发症的支气管哮喘患者中，胸部 X 线片都无特殊发现。有 X 线变化者多见于经常性发作的外源性儿童哮喘患者，如肺野透亮度增强，支气管壁增厚，肺主动脉弓突出，两膈下降，窄长心影，中部及周围肺野心血管直径均匀性缩小，肺门阴影增深等，在中部和周围肺野可见散在小块浓密阴影，在短期内出现提示肺段短暂的黏液栓阻塞引起的继发性的局限性肺不张。

（五）肺功能检查

1. 通气功能

（1）哮喘患者呼气流速、气道阻力和静态肺容量测定：喘息症状发作时累及大、小气道，但最主要的病变部位在小支气管，而且是弥漫性的。小支气管的横截面积又远远大于大气道，再加上吸气过程是主动的，呼气过程是被动的，因此呼气阻力一般大于吸气阻力，FEV_1、最大呼气流速（PEF）、用力肺活量（FVC）均明显下降。正常人第 1 秒用力呼气容积和用力肺活量之比（FEV_1/FVC）应大于 75%，而哮喘患者在哮喘发作时一般小于 70%。

用简易峰流速仪测定 PEF 也可以评估气流阻塞的程度，其值越低，气流阻塞就越严重，根据每日监测并计算出的最大呼气流速的变异率估计哮喘病情的稳定性，一般来说，变异率越小，病情越稳定。

（2）支气管激发试验：对有症状的患者，无明显体征，如诊断哮喘病可做支气管激发试验，了解气道是否存在高反应性。用变应原吸入后的气道阻力指标 FEM 或 PEF，和基础值比较降低 20% 为阳性，表明存在气道高反应性，可做出诊断。

（3）支气管舒张试验：有哮喘体征，为了鉴别诊断，反映气道病变的可逆性，吸入支气管扩张药（沙丁胺醇 200～400μg）后测定的气道阻力指标 FEV_1 或 PEF，和基础值比较，2006 年版 GINA 阳性的判断标准，要求第 1 秒用力呼气容积（FEV_1）增加 > 12%，且 FEV_1 增加绝对值 ≥ 200mL。如果测最大呼气峰流速 PEF，吸入支气管舒张药后每分钟 PEF 增加 60 L，或比治疗前增加 > 20%，或昼夜变异率 ≥ 20%（每日 2 次测定 > 10%）有助于确诊哮喘。

2. 弥散功能

常用一氧化碳弥散量来表示。单纯哮喘，无并发症的患者的肺弥散功能一般是正常的，但严重哮喘患者可降低。

3. 动脉血气体分析

哮喘严重发作时可有缺氧，PaO_2 和 SaO_2 降低，由于过度通气可使 $PaCO_2$ 下降，pH 上升，表现呼吸性碱中毒。如重症哮喘，病情进一步发展，气道阻塞严重，可有缺氧及 CO_2 潴留，$PaCO_2$ 上升，表现呼吸性酸中毒。如缺氧明显，可合并代谢性酸中毒。

（六）血压、脉搏及心电图检查

极严重的哮喘发作患者可有血压减低和奇脉。心电图显示心动过速、电轴偏右、P 波高尖等。其他患者上述检查一般正常。

三、诊断要点

（1）反复发作喘息、呼吸困难、胸闷或咳嗽。发作与接触变应原、病毒感染、运动或某些刺激物有关。

（2）发作时双肺可闻及散在或弥漫性以呼气期为主的哮鸣音。

（3）上述症状可经治疗缓解或自行缓解。

（4）排除可能引起喘息或呼吸困难的其他疾病。

（5）对症状不典型者（如无明显喘息或体征），应最少具备以下一项试验阳性。

①若基础 FEV_1（或 PEF）< 80% 正常值，吸入禺受体激动药后 FEV_1（或

PEF）增加 15% 以上；

②PEF 变异率（用呼气峰流速仪清晨及夜间各测一次）多 20%；

③支气管激发试验或运动激发试验阳性。

有些患者主要表现为咳嗽，称为咳嗽变异性哮喘或过敏性咳嗽，其诊断标准（小儿年龄不分大小）：咳嗽持续或反复发作＞1 个月，常在夜间（或清晨）发作，痰少，运动后加重；没有发热和其他感染表现或经较长期抗生素治疗无效；用支气管扩张药可使咳嗽发作缓解；肺功能检查确认有气道高反应性；个人过敏史或家族过敏史和（或）变应原皮试阳性等可作为辅助诊断。

四、治疗

（一）发作期治疗

解痉、抗炎、保持呼吸道通畅是治疗关键。以下药物可提供临床选择。

1. β_2 受体激动药

为肾上腺素受体激动药中对 β_2 受体具有高度选择性的药物。另外一些较老的肾上腺素受体激动药如肾上腺素、异丙肾上腺素、麻黄碱等，因兼有 α_1 受体及 β_2 受体激动作用，易引起心血管不良反应而逐渐被 β_2 激动药代替。β_2 激动药可舒张支气管平滑肌、增加黏液纤毛清除功能、降低血管通透性、调节肥大细胞及嗜碱粒细胞介质释放。常用药品：①短效 β_2 受体激动药，如沙丁胺醇、特布他林，气雾剂吸入 200～400μg 后 5～10min 见效，维持 4～6h，全身不良反应（心悸、骨骼肌震颤、低血钾等）较轻。以上两药口服制剂一般用量为每次 2～4mg，每日 3 次，但心悸、震颤等不良反应较多。克伦特罗平喘作用为沙丁胺醇的 100 倍，口服每次 30μg，疗效 4～6h，也有气雾剂。②长效 β_2 受体激动药，如丙卡特罗，口服每次 30μg，早晚各 1 次；施立稳，作用长达 12～24h。H_2 激动药久用可引起 β_2 受体功能下调和气道不良反应性更高，应引起注意。使用 β_2 激动药后若无疗效，不宜盲目增大剂量，以免严重的不良反应发生。

2. 茶碱

有舒张支气管平滑肌作用，并具强心、利尿、扩张冠状动脉作用，尚可兴奋呼吸中枢和呼吸肌。研究表明茶碱有抗炎和免疫调节的功能。

（1）氨茶碱：为茶碱与乙二胺的合成物，口服一般剂量为每次 0.1g，每日 3 次。为减轻对胃肠刺激，可在餐后服用，亦可用肠溶片。注射用氨茶碱

0.125 ~ 0.25g加入葡萄糖注射液20 ~ 40mL缓慢静脉注射（注射时间不得少于15min），此后可以每小时0.4 ~ 0.6mg/kg静脉滴注以维持平喘。

（2）茶碱控释片：平喘作用同氨茶碱，但血浆茶碱半衰期长达12h，且昼夜血液浓度稳定，作用持久，尤其适用于控制夜间哮喘发作。由于茶碱的有效血浓度与中毒血浓度十分接近，且个体差异较大，因此用药前须询问近期是否用过茶碱，有条件时最好做茶碱血药浓度监测，静脉用药时务必注意浓度不能过高、速度不能过快，以免引起心律失常、血压下降甚至突然死亡。某些药物如喹诺酮类、大环内酯类、西咪替丁等能延长茶碱半衰期，可造成茶碱毒性增加，应引起注意。茶碱慎与β_2激动药联用，否则易致心律失常，如需两药合用则应适当减少剂量。

3. 抗胆碱能药物

包括阿托品、东莨菪碱、山莨菪碱、异丙托溴铵等。应用于平喘时，主要以雾化吸入形式给药，可阻断节后迷走神经传出，通过降低迷走神经张力而舒张支气管，还可防止吸入刺激物引起反射性支气管痉挛，尤其适用于夜间哮喘及痰多哮喘，与激动药合用能增强疗效。其中异丙托溴铵疗效好，不良反应小。有气雾剂和溶液剂两种，前者每日喷3次，每次25 ~ 75μg；后者为250μg/mL浓度的溶液，每日3次，每次2mL，雾化吸入。

4. 肾上腺糖皮质激素（简称激素）

激素能干扰花生四烯酸代谢，干扰白三烯及前列腺素的合成，抑制组胺生成，减少微血管渗漏，抑制某些与哮喘气道炎症相关的细胞因子的生成及炎性细胞趋化，并增加支气管平滑肌对H_2激动药的敏感性。因此激素是治疗哮喘的慢性气道炎症及气道高反应性的最重要、最有效的药物。有气道及气道外给药两种方式，前者通过气雾剂喷药或溶液雾化给药，疗效好，全身不良反应小；后者通过口服或静脉给药，疗效更好，但长期、大量应用可发生很多不良反应，严重者可致库欣综合征、二重感染、上消化道出血等严重并发症。气雾剂目前主要有二丙酸倍氯松和布地奈德两种，适用于轻、中、重各种哮喘的抗炎治疗，剂量为每日100 ~ 600μg，需长期用，喷药后应清水漱口以减轻和避免口咽部念珠菌感染和声音嘶哑。在气管给药哮喘不能控制，重症哮喘或哮喘患者需手术时，估计有肾上腺皮质功能不足等情况下，可先静脉注射琥珀酸钠氢化可的松100 ~ 200mg，其后可用氢化可的松200 ~ 300mg或地塞米松5 ~ 10mg静脉滴注，每日用量视病情而定，待病情稳定后可改用泼尼松每日清晨顿服

30 ~ 40mg，哮喘控制后逐渐减量。可配用气雾剂，以求替代口服或把泼尼松剂量控制在每日 10mg 以下。

5. 钙拮抗剂

硝苯地平，每次 10 ~ 20mg，每日 3 次，口服或舌下含服或气雾吸入，有一定平喘作用，此外维拉帕米、地尔硫卓也可试用。其作用机制为此类药物能阻止钙离子进入肥大细胞，抑制生物活性物质释放。

（二）缓解期治疗

为巩固疗效，维持患者长期稳定，避免肺气肿等严重并发症发生，应强调缓解期的治疗。

（1）根据患者具体情况，包括诱因和以往发作规律，进行有效预防。如避免接触过敏原、增强体质、防止受凉等。

（2）发作期病情缓解后，应继续吸入维持剂量糖皮质激素至少 3 ~ 6 个月。

（3）保持医师与患者联系，对患者加强自我管理教育，监视病情变化，逐日测量 PEF，一旦出现先兆，及时用药以减轻哮喘发作症状。

（4）色甘酸钠雾化吸入，酮替芬口服有抗过敏作用，对外源性哮喘有一定预防价值。

（5）特异性免疫治疗：通过以上治疗基本上可满意地控制哮喘，在无法避免接触过敏原或药物治疗无效者，可将特异性致敏原制成不同浓度浸出液，做皮内注射，进行脱敏。一般用 1 ： 5000、1 ： 1000、1 ： 100 等几种浓度，首先以低浓度 0.1mL 开始，每周 1 ~ 2 次，逐周递增 0.1mL，直至 0.5mL，然后提高一个浓度再按上述方法注射。15 周为 1 个疗程，连续 1 ~ 2 个疗程或更长。但应注意制剂标准化及可能出现的全身过敏反应和哮喘严重发作。

（三）重度哮喘的处理

重度及危重哮喘均有呼吸衰竭等严重并发症，可危及生命，应立即正确处理。

1. 氧疗

可给予鼻导管吸氧，当低氧又伴有低碳酸血症 [$PaO_2 < 8.0kPa$（60mmHg），$PaCO_2 < 4.7kPa$（35mmHg）] 可面罩给氧。若以上氧疗及各种处理无效，导致病情进一步恶化，出现意识障碍甚至昏迷者，则应及早应用压力支持等模式机械通气。氧疗要注意湿化。

2. 补液

通气增加，大量出汗，往往脱水致痰液黏稠，甚至痰栓形成，严重阻塞气道是重度哮喘重要发病原因之一，补液非常重要。一般用等渗液体每日2000～3000mL，以纠正失水，稀释痰液。补液同时应注意纠正电解质紊乱。

3. 糖皮质激素

静脉滴注氢化可的松100～200mg，静脉注射后4～6h才能起效。每日剂量300～600mg，个别可用1000mg。还可选用甲泼尼松（甲基强的松龙）每次40～120mg，静脉滴注或肌内注射，6～8h后可重复应用。

4. 氨茶碱

如患者在8～12h内未用过氨茶碱，可用0.25g加入葡萄糖注射液40mL缓慢静脉注射（15min以上注射完），此后可按每小时0.75mg/kg的维持量静脉滴注。若6h内用过以上静脉注射剂量者可用维持量静脉滴注。若6h内未用到以上剂量则可补足剂量再用维持量。

5. β_2激动药

使用气雾剂喷入，或用氧气为气源雾化吸入，合用异丙托溴铵气道吸入可增加平喘效果。

6. 纠正酸碱失衡

可根据血气酸碱分析及电解质测定，分析酸碱失衡类型决定治疗方案，如单纯代谢性酸中毒可酌情给予5%碳酸氢钠100～250mL静脉滴入。

7. 抗生素

重度哮喘往往并发呼吸系统感染，合理应用抗生素是必要的。

第三节　慢性阻塞性肺疾病

慢性阻塞性肺疾病（chronic obstructive pulmonary disease，COPD）是一种具有气流受限特征的疾病，气流受限不完全可逆，呈进行性发展，与肺部对有害气体或有害颗粒的异常炎性反应有关。COPD与慢性支气管炎和肺气肿密切相关。通常情况下，慢性支气管炎是指在除外慢性咳嗽的其他已知原因后，患者每年咳嗽、咳痰3个月以上，并连续2年者。肺气肿则指肺部终末细支气管远端气腔出现异常持久的扩张，并伴有肺泡壁和细支气管的破坏而无明显的肺纤维化。当慢性支气管炎、肺气肿患者肺功能检查出现气流受限，并且不能完全可逆时，则能诊断 COPD。如患者只有慢性支气管炎和（或）肺气肿，而无气流受限时，则不能诊断为 COPD。

一、症状与体征

（一）症状

临床主要症状为咳嗽、咳痰、气短、喘息等。随着疾病进展，急性加重变得越来越频繁。上述症状常有昼夜节律，晨起咳嗽、咳痰重和季节性（冬春）发作等特点。吸烟、接触有害气体（SO_2、NO_2、Cl_2）、过度劳累、气候突然变化、上呼吸道感染等经常是上述症状的诱因。后期可存在活动后气短，如跑步、上楼或地面上快行，甚者洗脸、穿衣或静息时也有气短症状。经休息、吸氧、吸入药物等气短可缓解。长期患病有乏力、体重下降等表现。急性发作期可存在神志改变、睡眠倒错等。

（二）体征

早期多无异常，或可在肺底部闻及散在干、湿啰音，咳嗽排痰后啰音可消失，急性发作期肺部啰音可增多。后期体位呈前倾坐位或端坐呼吸。辅助呼吸肌参与呼吸运动，出现三凹征。眼球结膜充血、水肿。甲床、口唇发绀。胸廓外形前后径增宽、肋间隙宽度增宽、剑突下胸骨下角（腹上角）增宽。呼吸运动速率加快、幅度增大、语颤减弱。叩诊肺肝界下移、肺底移动度减小、心浊音界缩小。听诊肺部呼吸音减弱、呼气相延长，可闻及干、湿啰音。剑突下心音清晰、心率加快、心律不规则等。如并发气胸、肺源性心脏病等可存在相应体征。

二、辅助检查

（一）实验室检查

（1）血常规：缓解期患者白细胞总数及分类多正常；急性发作期，尤其是并发细菌感染时白细胞总数和中性粒细胞可升高，伴核左移。

（2）血气分析：对于晚期 COPD 患者，动脉血气分析测定非常重要，可以确定患者是否并发有呼吸衰竭和酸碱失衡；在海平面及呼吸室内空气的条件下，$PaO_2 < 8.0kPa$（60mmHg），伴或不伴 $PaCO_2 > 6.0kPa$（45mmHg），诊断为呼吸衰竭。

（3）痰培养：可检出病原菌，常见的病原菌有肺炎链球菌、流感嗜血杆菌、卡他莫拉菌、肺炎克雷白杆菌、白念珠菌等。同时做药物敏感试验可指导临床合理应用抗生素治疗。

（4）α_1 抗胰蛋白酶（α_1-AT）：α_1-AT 是肝脏合成的急性期蛋白，其主要作用是抗蛋白水解酶特别是对中性粒细胞释放的弹力酶的抑制作用。目前有一种学说认为肺气肿的发生的由于蛋白酶和抗蛋白水解酶之间不平衡所致，α_1-AT 是人体最重要的抗蛋白水解酶，α_1-AT 缺乏的纯合子易患肺气肿，但我国极少有此型遗传缺陷。

（二）肺功能检查

是判断气流受限的主要客观指标，对 COPD 诊断、严重程度评价、疾病进展、预后及治疗反应等具有重要意义。检查可见 FEV_1（第 1 秒用力呼气量）或 FEV/FVC（用力肺活量）、MVV（最大通气量）下降、RV（残气量）/TLC（肺总量）加大。

（三）胸部 X 线检查

COPD 早期胸片可无变化，以后可出现肺纹理增粗、紊乱等非特异性改变，也可出现肺气肿改变。胸部 X 线片改变对 COPD 诊断特异性不高，主要作为确定肺部并发症及与其他肺疾病鉴别之用。

（四）胸部 CT 检查

CT 检查不应作为 COPD 的常规检查。高分辨 CT 对有疑似病例的鉴别诊断有一定意义。

三、诊断要点

（1）长期吸烟或长期吸入有害气体、粉尘史。

（2）慢性咳嗽、咳痰，每年超过 3 个月并连续 2 年以上和（或）活动后气短。

（3）$FEV_1 < 80\%$ 预计值和（或）FEV/FVC $< 70\%$。

（4）除外其他慢性心肺疾病如支气管哮喘、支气管扩张、肺间质纤维化、左心充血性心力衰竭等。

符合以上 4 条或（2）、（3）、（4）条者可确定诊断。

另外，COPD 根据严重程度分为 3 级，即轻度、中度和重度。①轻度：$FEV_1/FVC < 70\%$，$FEV_1 \geqslant 80\%$ 预计值，有或无慢性症状（咳嗽、咳痰）。

②中度：$FEV_1/FVC < 70\%$，$30\% \leqslant FEV_1 < 80\%$ 预计值。ⅡA：$50\% \leqslant FEV_1 < 80\%$ 预计值；ⅡB：$30\% \leqslant FEV_1 < 50\%$ 预计值；有或无慢性症状（咳嗽、咳痰、气短）。③重度：$FEV_1/FVC < 70\%$，$FEV_1 < 30\%$ 预计值或有呼吸衰竭 / 心力衰竭表现。

四、治疗

COPD 急性加重且病情严重者需住院治疗。

（一）COPD 急性加重处理

1. COPD 急性加重到医院就诊或住院进行治疗的指征

（1）症状显著加剧，如突然出现的静息状态下呼吸困难。

（2）出现新的体征（如发绀、外周水肿）。

（3）原有治疗方案失败。

（4）有严重的伴随疾病。

（5）新近发生的心律失常。

（6）诊断不明确。

（7）高龄患者的 COPD 急性加重。

（8）院外治疗不力或条件欠佳。

2. COPD 急性加重收入重症监护治疗病房的指征

（1）严重呼吸困难且对初始治疗反应不佳。

（2）精神紊乱，嗜睡、昏迷。

（3）经氧疗和无创正压通气后，低氧血症（$PO_2 < 6.7kPa$）仍持续或呈进行性恶化，和（或）高碳酸血症（$PaCO_2 > 9.3kPa$）严重或恶化，和（或）呼吸性酸中毒（$pH < 7.3$）严重或恶化。

3. COPD 急性加重期住院患者的处理方案

（1）根据症状、动脉血气、胸部 X 线片等评估病情的严重程度。

（2）控制性氧疗并于 30min 后复查血气。

（3）应用支气管扩张药：增加剂量或频率；联合应用 β_2 受体兴奋药和抗胆碱能药物；使用储雾器或气动雾化器；考虑静脉加用茶碱类药物。

（4）口服或静脉加用糖皮质激素。

（5）细菌感染是 COPD 急性加重的重要原因之一，应密切观察细菌感染的征象，积极、合理地使用抗菌药。

（6）考虑应用无创性机械通气。

（7）整个治疗过程中应注意水和电解质平衡和营养状态；识别和处理可能发生的并发症（如心力衰竭、心律失常等）。

（二）COPD加重期的主要治疗方法

1. 控制性氧疗

氧疗是COPD加重期患者住院的基础治疗。COPD加重期患者氧疗后应达到满意的氧合指数（$PaO_2 > 8.0kPa$ 或 $SaO_2 > 90\%$），但应注意可能发生潜在的CO_2潴留。给氧途径包括鼻导管或Venturi面罩，Venturi面罩能更精确的调节吸入氧浓度。氧疗30min后应复查动脉血气以确认氧合是否满意及是否发生CO_2潴留或酸中毒。

2. 选用抗菌药

当患者呼吸困难加重，咳嗽且伴有痰量增加及脓性痰时，应根据患者所在地常见病原菌类型及药物敏感情况积极选用抗菌药。COPD患者多有支气管-肺部感染反复发作及反复应用抗菌药的病史，且部分患者合并有支气管扩张，因此这些患者感染的耐药情况较一般肺部感染患者更为严重。长期应用广谱抗菌药和糖皮质激素易导致真菌感染，应采取抗真菌措施。

3. 选用支气管舒张药

（1）溴化异丙托品气雾剂（MDI）2喷，每日2～3次或本品1mL+生理盐水20mL以压缩空气为动力吸入。

（2）β_2受体激动药：喘乐宁或特布他林1～2喷，每日2～3次，病情重者可加用沙丁胺醇2.4mg，每日3次，或特布他林2.5mg，每日3次口服。

（3）茶碱类：舒弗美0.1～0.2g，每日2次或葆乐辉0.2～0.4g，每晚1次口服。对茶碱反应明显的患者或难以耐受者可改用二羟丙茶碱0.2g，每日3次口服，重症者可考虑静脉滴注氨茶碱。

4. 使用糖皮质激素

COPD加重期，住院患者宜在应用支气管扩张药基础上加服或静脉使用糖皮质激素。激素的剂量要权衡疗效及安全性，建议口服泼尼松每日30～40mg，连续10～14日。也可静脉给予甲泼尼龙。

5. 机械通气的应用

（1）无创性间断正压通气（NIPPV）

可降低$PaCO_2$，减轻呼吸困难，从而减少气管插管和有创机械通气的使用，缩短住院天数，降低患者的死亡率。使用 NIPPV 要注意掌握合理的操作方法，避免漏气，从低压力开始逐渐增加辅助吸气压和采用有利于降低 $PaCO_2$ 的方法，从而提高 NIPPV 的效果，下列 NIPPV 在 COPD 加重期的选用和排除标准可作为应用 NIPPV 的参考。

选用标准（至少符合其中两项）：①中至重度呼吸困难，伴辅助呼吸肌参与呼吸并出现腹部矛盾运动；②中至重度酸中毒（pH7.30 ~ 7.35）和高碳酸血症（$PaCO_2$ 为 6.0 ~ 8.0kPa）；③呼吸频率 > 25 次 / 分。

排除标准（符合下列条件之一）：①呼吸抑制或停止；②心血管系统功能不稳定（低血压、心律失常、心肌梗死）；③嗜睡、神志障碍及不合作者；④易误吸者；⑤痰液黏稠或有大量气道分泌物；⑥近期曾行面部或胃食管手术者；⑦头、面部外伤，固有的鼻咽部异常；⑧极度肥胖；⑨严重的胃肠胀气。

（2）有创性（常规）机械通气

在积极使用药物治疗的条件下，患者呼吸困难仍呈进行性恶化，出现危及生命的酸碱异常和（或）神志改变时，宜用有创性机械通气治疗。

有创性机械通气在 COPD 加重期的具体应用指征如下：①严重呼吸困难，辅助呼吸肌参与呼吸，并出现胸腹矛盾运动；②呼吸频率 > 30 次 / 分；③危及生命的低氧血症（PaO_2 < 5.3kPa 或 PaO_2/FiO_2 < 26.7kPa）；④严重的呼吸性酸中毒（pH < 7.25）及高碳酸血症；⑤呼吸抑制或停止；⑥嗜睡、神志障碍；⑦严重心血管系统并发症（低血压、休克、心力衰竭）；⑧其他并发症（代谢紊乱、脓毒血症、肺炎、肺血栓栓塞症、气压伤、大量胸腔积液）；⑨ NIPPV 失败或存在 NIPPV 的排除指征。

在决定终末期 COPD 患者是否使用机械通气时还需参考病情好转的可能性、患者自身意愿及强化治疗的条件。

最广泛使用的 3 种通气模式包括辅助 – 控制通气（α–CMV）、压力支持通气（PSV）或同步间歇指令通气（SIMV）与 PSV 联合模式（SIMV+PSV）。因 COPD 患者存在内源性呼气末正压（PEEPi），为减少因 PEEPi 所致吸气功耗增加和人 – 机不协调，可常规加用适当水平（为 PEEPi 的 70% ~ 80%）的外源呼气末正压（PEEP）。

6. 其他治疗措施

在严密监测出入量和血电解质情况下适当补充液体和电解质；注意补充营养，对不能进食者经胃肠补充要素饮食或予静脉高营养；对卧床、红细胞增多症或脱水的患者,无论是否有血栓栓塞性疾病均可考虑使用肝素或低分子肝素;积极排痰治疗;识别并治疗伴随疾病（冠心病、糖尿病等）及并发症（休克、DIC、上消化道出血、肾功能不全等）。

7. 戒烟

凡吸烟者应劝告患者尽早戒烟,并提供切实有效的戒烟方法。

8. 出院医嘱

包括坚持戒烟,具备条件者进行家庭长期氧疗、康复锻炼,预防上呼吸道感染,定期复查肺功能（FEV_1、$FEV_1/FVC\%$）,有症状时酌情使用抗胆碱能药、自受体激动药,缓释和控释茶碱、祛痰药物等。

第四节　支气管扩张症

支气管扩张症简称支扩,是支气管或细支气管管壁受损呈永久性扩张和变形所引起的病态。常起病于儿童期和青少年期,男、女发病率无明显差异。病因可分为先天性和继发性,继发者多见病因有幼年时曾患呼吸系统严重感染（如麻疹性肺炎、百日咳等）、肺结核、吸入异物或有毒气体等。支气管扩张症是全身性疾病（如囊性纤维化、免疫球蛋白缺乏症等）的局部表现。临床主要表现为慢性咳嗽、咳大量脓痰和反复咯血。目前该病已明显减少。

一、症状与体征

（一）症状

1. 慢性咳嗽、咳大量脓痰

一般多为阵发性,每日痰量可达 100～400mL,咳痰多在起床及就寝等体位改变时最多。产生此现象的原因是支气管扩张感染后,管壁黏膜被破坏丧失了清除分泌物的功能,导致分泌物的积聚,当体位改变时,分泌物受重力作用而移动从而接触到正常黏膜,引起刺激,出现咳嗽及咳大量脓痰。患者的痰液呈黄色脓样,伴厌氧菌混合感染时尚有臭味。收集痰液于玻璃瓶中静置,数小时后有分层现象:上层为泡沫,下悬脓性黏液,中层为浑浊黏液,下层为坏死组织沉淀物。

2. 反复咯血

50% ~ 70% 的患者有反复咯血史，血量不等，可为痰中带血或小量咯血，亦可表现为大量咯血。咯血的原因是支气管表层的肉芽组织创面小血管或管壁扩张的小血管破裂出血所致。咯血最常见的诱因是呼吸道感染。

3. 反复肺部感染

患者常于同一肺段反复发生肺炎并迁延不愈。多数由上呼吸道感染向下蔓延，致使支气管感染加重，且因痰液引流不畅，最终使炎症扩散至病变支气管周围的肺组织。发生感染时，患者可出现发热，且咳嗽加剧、痰量增多，感染较重时患者尚有胸闷、胸痛等症状。

4. 慢性感染的全身表现

患者反复继发肺部感染病程较长时，则可引起全身中毒症状，如发热、盗汗、食欲缺乏、消瘦、贫血等；并发肺纤维化、肺气肿或慢性肺源性心脏病时可出现呼吸困难等相应症状；若为儿童尚可影响其发育。

（二）体征

支气管扩张早期可无异常体征。当病变严重或并继发感染，使渗出物积聚时，可闻及持久的部位固定的湿啰音，痰液咳出后湿啰音仅可暂时性减少或消失；并发肺炎时，则在相应部位可有叩诊浊音及呼吸音减弱等肺炎体征。随着并发症，如支气管肺炎、肺纤维化、胸膜增厚与肺气肿等的发生，可出现相应的体征。此外，慢性支气管扩张患者可有发绀、杵状指（趾），病程长者可有营养不良。

二、辅助检查

（一）实验室检查

（1）血常规：无感染的，血白细胞计数多正常，继发感染则有增高。

（2）痰液细菌培养：对于咳脓痰的患者（所谓湿性支气管扩张）应做痰培养以明确细菌类型，对临床选择抗生素具有指导意义；痰培养对判断抗感染的疗效也有一定价值。

（二）胸部 X 线片

患侧肺纹理增多、紊乱或条状透明阴影。可有肺容积或片状、斑片状炎性渗出的阴影等。

（三）胸部高分辨率 CT 扫描

患侧可见细支气管扩张，并能明确显示支气管扩张的范围和程度，无损伤性，目前最常用。

（四）支气管碘油造影

可从不同角度显示病变的部位、范围、性质和程度。一般分为柱状、囊状、囊柱状混合型三类。

（五）纤维支气管镜检查

适用于咯血部位不明者。

（六）肺功能检查

多为阻塞性通气障碍，第 1 秒用力呼气量和最大呼气量减低，残气占肺总量百分比增高。病情后期，通气血流比例失调以及弥散功能障碍等，可有动脉血氧分压降低和动脉血氧饱和度下降。

三、诊断要点

（一）临床表现

（1）过去曾患过百日咳、麻疹、肺炎、肺结核、肺部感染等及慢性咳嗽，咳大量痰和反复咯血及呼吸道感染等症状。痰液静置后分三层：上层为泡沫，中层为黏液，下层为脓性物和坏死组织，伴有厌氧菌感染时，可有恶臭味。细菌培养可有细菌生长。

（2）慢性咳嗽和咳大量脓痰，痰量增多，每日可达 100 ~ 400mL，呈黄绿色。反复咯血为本病的特点，占 50% ~ 75%，咯血量多少不等，从痰中带血丝到大咯血。有的患者以咯血为主要症状，咳嗽、咳痰不明显，称为干性支气管扩张。若反复继发感染，可出现发热、纳差、盗汗、消瘦、贫血等症状。

（3）重症支气管扩张的肺功能严重障碍时，劳动力明显减退，稍活动即有气急、发绀，伴有杵状指（趾）。继发感染时常可闻及下胸部、背部较粗的湿啰音；结核引起的支气管扩张多见于肩胛间区，咳嗽时可闻及干、湿啰音。

（二）辅助检查

（1）典型的 X 线片表现为粗乱肺纹中有多个不规则的环状透亮阴影或沿支气管的卷发状阴影，感染时阴影内出现液平面。体层摄片还可发现不张肺内支气管扩张和变形的支气管充气征。

（2）高分辨 CT（HRCT）通常可确定诊断，CT 检查显示管壁增厚的柱状扩张，或成串、成簇的囊样改变。

（3）纤维支气管镜检查可以明确出血、扩张或阻塞部位，还可进行局部灌洗，取得冲洗液做涂片革兰染色、细胞学检查，或细菌培养等，对诊断和治疗也有帮助。

四、治疗

原则是控制感染，保持引流通畅，必要时手术治疗。

（一）内科治疗

戒烟，避免受凉，加强营养，纠正贫血，增强体质，预防呼吸道感染。

1. 保持呼吸道引流通畅

祛痰药及支气管舒张药稀释脓痰和促进排痰，再经体位引流清除痰液，以减少继发感染和减轻全身中毒症状。

（1）祛痰药：可选用溴己辛每次 8 ~ 16mg 或盐酸氨溴索每次 30mg，每日 3 次。

（2）支气管舒张药：部分患者由于支气管反应性增高或炎症的刺激，可出现支气管痉挛，影响痰液排出。可用 β 受体激动药或异丙托溴铵喷雾吸入，或口服氨茶碱每次 0.1g，每日 3 ~ 4 次或其他缓释茶碱制剂。

（3）体位引流：体位引流是根据病变的部位采取不同的体位，原则上应使患肺处于高位，引流支气管开口朝下，以利于痰液流入大支气管和气管排出。每日 2 ~ 4 次，每次 15 ~ 30min。体位引流时，间歇做深呼吸后用力咳痰，同时其他人协助用手轻拍患部，可提高引流效果。

（4）纤维支气管镜吸痰：如体位引流痰液仍难排出，可经纤维支气管镜吸痰，并用生理盐水冲洗稀释痰液，也可局部注入抗生素。

2. 控制感染

是急性感染期的主要治疗措施。应根据症状、体征、痰液性状，必要时需参考细菌培养及药物敏感试验结果选用抗菌药物。轻症者一般可选用口服阿莫西林，每次 0.5g，每日 4 次，或第一、二代头孢菌素；喹诺酮类药物、磺胺类药物也有一定疗效。重症患者特别是假单胞菌属细菌感染者，需选用抗假单胞菌抗生素，常静脉用药，如头孢他啶、头孢吡肟和亚胺培南等。如有厌氧菌混合感染，加用甲硝唑（灭滴灵）或替硝唑，或克林霉素，雾化吸入庆大霉素或妥布霉素可改善气管分泌和炎症。

（二）手术治疗

适用于反复呼吸道急性感染或大咯血，病变范围局限在一叶或一侧肺组织，尤以局限性病变反复发生威胁生命的大咯血，经药物治疗不易控制，全身情况良好的患者。可根据病变范围行肺段或肺叶切除术，但在手术前必须十分明确出血的部位。

（三）咯血的处理

1. 药物治疗

（1）小量咯血时安静休息、稳定情绪，一般不需特殊处理。

（2）大量咯血时取患侧卧位，解除患者焦虑和恐惧心理，并适当选用口服镇静药如地西泮等。垂体后叶素 5 ~ 10 U 用 10% 葡萄糖稀释后缓慢静脉注射，继而静脉滴注维持，保持呼吸道通畅，防止窒息。一旦出现窒息，患者应取头低位，想办法排出血块等。

（3）大咯血窒息的抢救：大咯血一旦出现窒息，应立即组织抢救，争分夺秒，消除呼吸道内凝结血块，恢复呼吸道通畅和正常呼吸，抢救措施如下。体位引流：将床脚抬高 30°，呈头低足高位，头偏向一侧，迅速清除口、咽部血块，拍击胸背部，以利于堵塞的血块咯出。清除血液（块）：刺激咽喉部，使患者用力咯出堵塞于气管内的血液（块），或用导管经鼻腔插至咽喉部，迅速用吸引器吸出血液（块），必要时可在直接喉镜下用硬支气管镜直接插管，通过吸引和冲洗，以迅速恢复呼吸道通畅，如需较长期做局部治疗，应用气管切开。高浓度吸氧：吸入氧浓度（FiO_2）为 40% ~ 60% 或高频喷射通气给氧，应用呼吸中枢兴奋剂。窒息解除后的相应治疗：包括纠正代谢性酸中毒、控制休克、补充血容量、治疗肺不张及呼吸道感染、处理肺水肿和肾衰竭等。

2. 支气管动脉栓塞术（BAE）

用于大咯血而又缺乏手术条件者；反复咯血经内科治疗无效又不宜手术者；手术治疗后又复发咯血者。BAE 已成为临床治疗咯血的有效方法，近年来已有较多文献报道，国内外资料报道该方法对大咯血的治疗有效率达 80% 左右，DSA 造影技术和双程栓塞术使 BAE 更安全、有效，近期疗效可达 86.0%，即刻止血为 77.2%，总有效率为 88.5%，远期疗效因种种原因难以做出结论。有人提出应同时做支气管动脉和肺动脉造影。有报道指出 BAE 同时用肺动脉飘浮导管气囊阻断局部血流，止血效果良好。

第二章 内分泌内科常见疾病

第一节 甲状腺病

一、甲状腺功能减退症

甲状腺功能减退症简称甲减，是由多种原因引起的甲状腺激素（TH）合成、分泌或生理效应不足所致的全身性疾病，依起病年龄分为：①呆小病，功能减退起病于胎儿或新生儿。②幼年型甲减，起病于儿童。③成年型甲减，起病于成年。病情严重时各型均表现为黏液性水肿。

（一）临床表现

一般取决于起病年龄，成年型甲减主要影响代谢及脏器功能，及时诊治多属可逆性。发生于胎儿或婴幼儿时，由于大脑和骨骼的生长发育受阻，可致身材矮小和智力低下，多属不可逆性。另外，根据疾病演变过程及临床症状轻重，可表现为暂时性甲减（一过性甲减）、亚临床甲减（无临床症状 TSH 升高，血清 FT_4 正常或稍低）、轻度甲减、重度甲减（黏液性水肿甚至昏迷）。

1. 呆小病

初生儿症状不明显，于出生后数周内出现症状，起病越早病情越严重。病因较多，但临床表现有共性，也各有其特点。共同表现有皮肤苍白、增厚、多折皱、多鳞屑，口唇厚、流涎、舌大外伸、口常张开、外貌丑陋、表情呆钝、鼻梁扁塌、鼻上翘、前额多皱纹，身材矮小、四肢粗短，出牙、换牙延迟，骨龄延迟，行走晚呈鸭步，心率慢，心浊音区扩大，腹饱满膨大伴脐疝，性器官发育延迟。

2. 幼年型甲减

临床表现随起病年龄而异，年龄小者临床表现与呆小病相似。较大儿童及青春期发病者，大多似成人型甲减。

3. 成年型甲减

多见于中年女性，男女之比为 1 ：（5 ~ 10），除手术或放射治疗腺体受累者外，多数起病隐秘，发展缓慢，早期缺乏特征，有时长达 10 余年后始有典型表现。

（1）一般表现

有畏寒、少汗、乏力、少言、懒动、动作缓慢，体温偏低，食欲减退而体重无明显减轻。典型黏液性水肿往往呈现表情淡漠、面色苍白，眼睑浮肿，唇厚舌大，全身皮肤干燥、增厚、粗糙多落屑，毛发脱落，少数患者指甲厚而脆、多裂纹。踝部非凹陷性浮肿。由于贫血与胡萝卜素血症，可致手脚掌呈姜黄色。

（2）精神神经系统

精神迟钝，嗜睡，理解力和记忆力减退。听觉、触觉、嗅觉均迟钝，伴有耳鸣、头晕，有时多虑而有神经质表现，可发生妄想、幻觉、抑郁或偏狂，严重者可有精神失常，呈木僵、痴呆、昏睡状。在久病未获治疗及刚接受治疗的患者易患精神病，一般认为精神症状与脑细胞对氧和葡萄糖的代谢减低有关。因黏蛋白沉积可致小脑功能障碍，呈共济失调、眼球震颤等。亦可有手足麻木，痛觉异常，腱反射变化具有特征性，反射的收缩期往往敏捷、活泼，而松弛期延缓，跟腱反射减退，膝反射多正常，脑电图亦可异常。

（3）心血管系统

脉搏缓慢，心动过缓，心音低弱，心输出量减低，常为正常的一半。由于组织耗氧量和心输出量减低相平行，故心肌耗氧量减少，很少发生心绞痛和心力衰竭。但个别患者可出现心肌梗死的心电图表现，经治疗后可消失。超声心动图常提示心包积液，很少发生心包填塞。同时也可有胸腔或腹腔积液，久病者由于血胆固醇增高，易发生冠心病。

（4）肌肉和骨骼

肌肉松弛无力，主要累及肩、背部肌肉也可有肌肉暂时性强直、痉挛、疼痛或出现齿轮样动作，腹背肌及腓肠肌可因痉挛而疼痛，关节亦常疼痛，骨质密度可增高，少数病例可有肌肥大。

（5）消化系统

常有厌食、腹胀、便秘，严重者发生麻痹性肠梗阻或黏液性水肿巨结肠。由于胃酸缺乏或吸收维生素 B_{12} 障碍，可导致缺铁性贫血或恶性贫血，胆囊收缩减弱而有时胀大。

（6）呼吸系统

由于肥胖、黏液性水肿、胸腔积液、贫血及循环系统功能降低等综合因素可导致呼吸急促，肺泡中二氧化碳弥散能力降低，从而产生呼吸道症状，甚至二氧化碳麻醉现象。

（7）内分泌系统

性欲减退，男性出现阳痿，女性多有不育症。长期患本病者体重常常增加。原发性甲减，由于 TSH 增高，可同时出现泌乳素增高，从而出现溢乳。肾上腺皮质功能一般比正常低，血、尿皮质醇降低，ACTH 分泌正常或降低，如伴有原发性自身免疫性肾上腺皮质功能减退症和糖尿病，则称为多发性内分泌功能减退综合征（Schmidt 综合征）。在应激或快速甲状腺激素替代治疗时上述病情可加速产生。

（8）泌尿系统及水电解质代谢

肾血流量降低，酚红试验排泌延缓，肾小球基底膜增厚可出现少量蛋白尿，水利尿作用较差。由于肾脏排水功能受损，导致组织水潴留。Na^+ 交换增加，出现低血钠。血清 Mg^{2+} 增高。

（9）血液系统

甲状腺激素缺乏使造血功能遭到抑制，红细胞生成素减少，胃酸缺乏使铁和维生素 B_{12} 吸收障碍，加之月经量多，致使 2/3 的患者可有轻、中度正常色素或低色素小细胞型贫血，少数恶性贫血（大红细胞型），血沉增快，Ⅶ和Ⅸ因子缺乏导致机体凝血机制减弱，易发生出血倾向。

（10）黏液性水肿昏迷

常见于病情严重者，特别是年老长期未获治疗者。大多在冬季寒冷时发病，受寒及感染是常见的诱因，其他如创伤、手术、麻醉、使用镇静剂等均可促发。昏迷前常有嗜睡，四肢昏迷时松弛，反射消失，体温可降至33℃以下，呼吸浅慢，心动过缓，心音微弱，血压降低、休克，常可伴有心、肾功能衰竭而危及生命。

（二）实验室检查

1. 一般检查

（1）由于 TH 不足影响促红细胞生成素合成，而骨髓造血功能减低可致轻、中度正常细胞型正常色素性贫血。由于月经量多而致失血及铁吸收障碍，可引起小细胞低色素性贫血，少数由于胃酸低、缺乏内因子维生素 B_{12} 或叶酸可致大细胞性贫血。

（2）基础代谢率减低，常在 –15% 以下，有的在 –35% ~ –45%，严重者达 –70%。

（3）血清胡萝卜素增高。

（4）血脂：病因起始于甲状腺者，胆固醇、甘油三酯、G 脂蛋白均升高；病因始于垂体或下丘脑者胆固醇多属正常或偏低。但克汀病婴儿的甘油三酯增高，LDE 增高，HDL 胆固醇降低。

（5）跟腱反射迟缓，时间延长，常大于 360ms，严重者达 500 ~ 600ms。

（6）磷酸肌酸激酶（CPK）、乳酸脱氢酶（LDH）增高，尿 17- 酮类固醇、17- 羟类固醇降低。糖耐量试验呈扁平曲线，胰岛素反应延迟。

（7）心电图示低电压，窦性心动过缓，T 波低平或倒置，偶有 P-R 间期延长及 QRS 波时限增加。

（8）脑电图检查某些呆小病患者有弥漫性异常，频率偏低，节律不齐，有阵发性双 Q 波，无 α 波提示脑中枢功能障碍。

（9）X 线检查：骨龄检查有助于呆小病的早期诊断，X 线片骨骼特征有：骨龄延迟、骨骺与骨干愈合延迟、成骨中心骨化不均匀呈斑点状（多发性骨化灶）。95% 的呆小病患者蝶鞍的形态异常。心影在胸片表现常为弥漫性增大，记波摄影及超声波检查示心包积液。

（10）甲状腺 ECT 检查：有助于检查甲状腺形态，诊断先天性缺如及甲状腺异位功能不全所致的甲减，判断亚急性甲状腺炎性甲减或桥本氏甲炎所致的甲减。并根据甲状腺内核素分布情况间接判断甲状腺的功能情况。

2. 甲状腺功能检查

（1）血清 TSH（或 sTSH）升高为原发性甲减最早表现；垂体性或下丘脑性甲减，TSH 则偏低乃至测不出，同时可伴有其他垂体前叶激素分泌低下。不管何种类型甲减，血清总 T_4 和 FT_4 大多低下，轻症患者 T_3 可在正常范围，重症患者可以降低。临床无症状或症状不明显的亚临床型甲减中部分患者血清 T_3、T_4 可正常，此系甲状腺分泌 T_3、T_4 减少后，引起 TSH 分泌增多呈进行性代偿反馈的结果。部分患者的 T_3 正常、T_4 降低，可能是甲状腺在 TSH 刺激下或碘不足情况下合成生物活性较强的 T_3 相对增多，或周围组织中的 T_4 较多地转化为 T_3 的缘故。因此，T_4 降低而 T_3 正常可视为较早期诊断甲减的指标之一。新生儿采脐血或新生儿血或妊娠 22 周羊水测 sTSH 及 T_4 有助于新生儿和胎儿甲减症的早期诊断。另外本病血清 rT_3 明显降低，是由于 T_4 转化为 T_3 倾向增

多而减少 rT_3 的转化所致。

（2）甲状腺吸 ^{131}I 率明显低于正常，常为低水平曲线，而尿 ^{131}I 排泄量增大。

（3）促甲状腺激素（TSH）兴奋试验：原发性甲减用本试验后，甲状腺摄 ^{131}I 率不升高或血中 T_4、T_3 增加反应很低，而继发性甲减则可得正常反应。

（4）促甲状腺激素释放激素试验（TRH 兴奋试验）静注 TRH 200 ~ 500 μg，血清 TSH 无升高反应者提示为垂体性甲减，延迟升高者为下丘脑性，如 TSH 基值已增高，TRH 刺激后更高，则提示原发性甲减。

（5）抗体的测定：病因与自身免疫有关的甲减患者，可测出抗甲状腺球蛋白抗体（TGAb）和 / 或抗微粒体抗体（TMAb），目前认为 TMAb 是抗甲状腺过氧化物酶抗体（TPO）。

（三）诊断与鉴别诊断

当甲减临床表现很典型时，诊断并不困难，但早期患者多不典型，特别是呆小病的早期诊断更为重要。为了避免或尽可能减轻永久性智力发育缺陷，应常规进行新生儿的甲状腺激素及 TSH 检查项目，争取早日确诊，早日治疗。在婴儿期应细微观察其生长、发育、面貌、皮肤、饮食、睡眠、大便等各方面的情况，必要时做有关实验室检查。对疑似不能确诊病例，实验室条件有限者，可以试验治疗，对于呆小病的特殊面容，应注意和先天性愚呆（伸舌样痴呆称唐氏综合征）鉴别。

年龄稍长者，智力和体格发育障碍与正常相比日趋明显，诊断不难，但应和其他原因所致的侏儒病相区别。对疑似贫血、肥胖、特发性水肿、慢性肾小球肾炎、肾病综合征、冠心病、低代谢综合征、月经紊乱、垂体前叶功能减退症等病，临床确诊证据不足时，应进行甲状腺功能测定，以资鉴别。对末梢性甲减的诊断有时不易，患有临床甲减征象而血清 T_4 浓度增高为主要实验室特点，甲状腺 ^{131}I 摄取率可增高，用 T_3、T_4 治疗疗效不显著，提示受体不敏感。部分患者可伴有特征性面容、聋哑、点彩样骨骺，甲状腺可以不肿大。

（四）治疗

1. 呆小病的治疗

治疗原则越早越好。初生期呆小病最初口服三碘甲状腺原氨酸 5 μg，每 8h 1 次即 L- 甲状腺素钠（T_4）25mg/d；3d 后，T_4 增加至 37.5 $\mu g/d$；6d 后，T_4 改至 2.5 牌，每 8h 1 次。在治疗过程中，T_4 逐渐增至每日 50 μg，而 T_3 逐渐减量至停用，或单用 T_4 治疗，首量 $25\mu g/d$，以后每周增加 $25\mu g/d$，$3\sim4$ 周后至 $100\mu g/d$，以后进增缓慢，如临床疗效不满意，剂量可略加大。年龄 9 月至 2 岁婴幼儿每天需要 $50\sim150\mu gT_4$，如果其骨骼生长和成熟没有加快，甲状腺激素可增加。虽然 TSH 值有助于了解治疗是否适当，但是从临床症状改善来了解甲减治疗的情况更为有效，治疗应持续终身。

2. 幼年黏液性水肿治疗

治疗与较大的呆小病患儿相同。

3. 成人黏液性水肿治疗

甲状腺激素替代治疗效果显著，并需终身服用。使用的药物制剂有合成甲状腺激素及从动物甲状腺肿获得的甲状腺球蛋白。

（1）甲状腺片

其应用普遍，从小剂量开始，每日 $15\sim30mg$，最终剂量为 $120\sim240mg$。已用至 240mg 还不见效，应考虑诊断是否正确或为周围型甲减。当治疗见效至症状改善，脉率及基础代谢率恢复正常时应将剂量减少至适当的维持量，大约每日为 $90\sim180mg$。如果停药，症状常在 $1\sim3$ 个月内复发。治疗过程中如有心悸、心律不齐、心动过速、失眠、烦躁、多汗等症状，应减少用量或暂停服用。

（2）L-甲状腺素钠（T_4）或三碘甲状腺原氨酸（T_3）

T_4 $100\mu g$ 或 T_3 $20\sim25\mu g$ 相当于干甲状腺片 60mg。T_3 的作用比 T_4 和干甲状腺制剂快而强，但作用时间较短，作为替代治疗则干甲状腺片和 T_4 比 T_3 优越。由于甲状腺干制剂生物效价不稳定，所以以 T_4 片治疗为优。

（3）甲状腺提取物

USP 和纯化的猪甲状腺球蛋白已用于临床。

年龄较轻不伴有心脏病患者，初次剂量可略偏大，剂量递增也可较快。干甲状腺片可从每日 60mg 开始，2 周后每日再增 60mg 至需要的维持量。老年患者剂量应酌情减少，伴有冠心病或其他心脏病史以及有精神症状者，甲状腺激素更应从小剂量开始，并应缓慢递增，干甲状腺片每日 15mg 开始，每 2 周或更久增加一次，每次 15mg。如导致心绞痛发作、心律不齐或精神症状，应及时减量。

垂体前叶功能减退且病情较重者，为防止发生肾上腺皮质机能不全的情况，甲状腺激素的治疗应在皮质激素替代治疗后开始。

周围型甲减治疗较困难，可使用较大剂量T_3。伴有贫血的患者，应给予铁剂、叶酸、维生素B_{12}或肝制剂。铁剂治疗时须注意胃酸水平，低者须补充。

有心脏症状者除非有充血性心力衰竭，一般不必使用洋地黄，在应用甲状腺制剂后心脏体征及心电图改变等均可逐渐消失。

4. 黏液性水肿昏迷的治疗

（1）甲状腺制剂：由于甲状腺片及T_4作用太慢，故必须选用快速作用的三碘甲状腺原氨酸（T_3）。开始阶段，最好用静脉注射制剂（D，L- 三碘甲状腺原氨酸），首次 40 ~ 120μg，以T_3每 6h 静注 5 ~ 15mg，直至患者清醒改为口服。如无针剂，可将三碘甲状腺原氨酸片剂研细加水鼻饲，每 4 ~ 6h 1 次，每次 20 ~ 30mg。无快作用制剂时可采用T_4，首次剂量 200 ~ 500mg 静脉注射，以后静脉注射 25μg，每 6h 1 次或每日口服 100μg。也有人主张首次剂量T_4 200μg 及T_3 50μg 静脉注射，以后每日静脉注射T_4 100μg 及T_3 25mg，也可用干甲状腺片每 4 ~ 6h 1 次，每次 40 ~ 60mg。初生儿剂量可稍大，以后视病情好转递减。有心脏病者，起始宜用较小量，为一般用量的 1/5 ~ 1/4。

（2）给氧、保持气道通畅，必要时可气管切开或插管，保证充分的气体交换。

（3）保暖，提高室温，添加被褥，室温要逐渐增加，以免因耗氧骤增对患者不利。

（4）肾上腺皮质激素：每 4 ~ 6h 给氢化可的松 100 ~ 200mg 静脉滴注，清醒后如血压稳定可适当减量。

（5）积极控制感染，给予一定量的抗生素。

（6）补液及电解质：给予 5% ~ 10% 葡萄糖盐水静点，一般每日仅需 500 ~ 1000mL，补液中加维生素 C、氯化钾，并随时注意电解质平衡及酸碱平衡、尿量、血压等。如血压经补液后仍不升者，可用少量升压药，给药时注意心率的变化，因甲状腺激素与升压药合用易发生心律失常。

经以上治疗，24h 左右病情可有好转，一周后可逐渐恢复。如 24h 后不能逆转，多数不能挽救。

二、甲状腺功能亢进症

甲状腺功能亢进症，简称甲亢。指由多种病因引起甲状腺功能增强，合成分泌甲状腺激素（TH）过多引起的临床综合征。

（一）毒性弥漫性甲状腺肿

毒性弥漫性甲状腺肿又称 Graves 病，是一种合成分泌过多的甲状腺激素的甲状腺自身免疫性疾病。

本病是最常见的一种甲状腺功能亢进症，约占甲亢总数的 85% 以上，可发病于各种年龄，但以 20 ～ 40 岁女性多见，男女之比为 1 :（4 ～ 6）。Graves 首先描述了本病具有高代谢、弥漫性甲状腺肿和突眼三大特点。其实本病是一种累及多个系统的综合征，除以上特点外，还可出现胫前黏液性水肿、指端病及肌肉病变等。有些病例典型症状相继出现或临床表现可不典型，如可有突眼，也可没有突眼，也可以有严重突眼而甲状腺功能正常。

1. 临床表现

本病多数发病缓慢，少数在精神创伤、感染等刺激后急性起病。临床表现多样，老年、小儿患者多表现不典型，典型者表现甲状腺激素过多所致高代谢症候群，甲状腺肿及突眼。

（1）甲状腺激素过多综合征

①高代谢症：由于 T_3、T_4 分泌过多，促进物质代谢加快，氧化加速、产热、散热明显增多，表现怕热、多汗，皮肤潮湿红润（特别于手足掌、脸、颈、胸前、腋下明显）。低热、甲亢危象可表现高热，T_3、T_4 可促进肠道吸收碳水化合物加速糖原分解，使血糖升高。

②神经系统：神经过敏、容易激动、多言多动、多疑多虑、失眠难入睡、思想不集中、记忆力减退，有时有幻觉，甚至有亚躁狂症。偶有表现为神情淡漠、寡言抑郁。也可有手、眼睑和舌的细微震颤，腱反射亢进。

③心血管系统：可有心悸、胸闷、气短，严重者可发生心脏病。

④消化系统：常有食欲亢进、多食消瘦。老年甲亢及有胃肠道疾病的人可有食欲减退，甚至厌食。由于胃肠道蠕动快，消化吸收不良而排便次数增多，大便不成形含较多不消化食物，少有脂肪泻。病情重者，可有肝肿大、肝损害，偶发黄疸。

⑤肌肉骨骼系统：多数患者有肌无力和肌萎缩，呈现慢性甲状腺亢进性肌病，首先受累主要是肩胛与骨盆带近躯体的肌群。有不少的病例伴周期性麻痹症。我国及东方黄种人中，青年男性多见，原因不明。有人认为甲亢是甲状腺激素增进，Na^+-K^+-ATP 酶活性可以引起钾进入细胞增加，而钠移出细胞增加，结果出现血钾降低，导致肢体麻痹。其发作诱因往往是饱食、甜食、疲劳、精

神紧张等，多于夜间发作。伴重症肌无力者，可发生在甲亢前后或同时起病，二者同属自身免疫性疾病，可发生于同一有自身免疫缺陷的患者。

本病可影响骨代谢，使钙脱失过多导致骨质疏松，尿钙增多，血钙多正常，病程长久患者可发生病理性骨折，故应测量骨密度。偶可见到甲亢患者的手指、足趾肥大粗厚，外形杵状，甲软与甲床分离，X 线片上显示骨膜下新骨增生，似肥皂泡沫样粗糙突起，是一种增生性骨膜下骨炎症 Graves 病肢端病，确切病因尚未明了。

⑥生殖系统：女性患者常有月经减少、周期延长，甚至闭经，但仍有部分患者可妊娠、生育。男性多有阳痿，偶有男子乳房发育症，催乳素及雌激素水平增高。

⑦内分泌系统：T3、T4 过多除影响性腺外，尚促肾上腺皮质功能早期活跃，而重症、危象时，功能相对减退甚至不全，垂体分泌 ACTH 增多，血浆皮质醇正常，但运转和利用增快，清除率可增大。

⑧造血系统：周围血中白细胞总数偏低，淋巴细胞的绝对值及百分比及单核细胞增多，血小板寿命较短，有时出现紫癜，血容量大，偶可见贫血。

⑨皮肤：少部分患者可有典型对称性黏液水肿样皮损，不是甲功减低。多见于小腿胫前下段，有时也可见于足背、膝部、上肢甚至面部。初起呈紫红色皮肤粗糙，之后呈片状或结节状突起，最后呈树皮状，可有继发感染和色素沉着。

（2）甲状腺肿

多数患者呈弥漫性对称性肿大，少数为非对称性肿大，个别患者甲状腺可无明显肿大，甲亢病情轻重与肿大程度无明显关系。病程早期甲状腺软如豆腐，病程长者可韧如橡胶；左右叶上下极可触及震颤和听及血管杂音，是诊断本病的重要特殊性体征，但要注意甲状腺血管杂音与颈静脉杂音加以区分。罕见有甲状腺肿大延伸于胸骨后者，核素甲状腺显像可确诊。

（3）眼症

突眼分以下两种。

非浸润性突眼，又称良性突眼，是甲亢突眼的大多数，眼球突出度一般不超过 18mm（正常 < 16mm），且多为两侧对称性突出，可一侧突眼发病先于另一侧。突眼为交感神经兴奋眼外肌群和上睑肌张力增高所致，眼球后组织病变不明显。主要改变为眼睑及眼外部的表现，有四个眼症：①Stellwag 征：眼裂增宽，少瞬凝视炯炯有神。②Mobius 征：眼球内侧聚合不能或欠佳。③Graefe

征：因上睑后缩，向下看时眼睑不能随眼球下落。④ Joffroy 征：眼向上看时，前额皮肤不能皱起。

浸润性突眼，又称内分泌突眼，眼肌麻痹性突眼或恶性突眼。较少见（仅占 5%），病情较严重，常见于甲亢不明显或无高代谢症候的患者。突出度在 19mm 以上，甚至达 30mm，双侧多不对称，相差可达 2 ~ 5mm，有时也可只一侧突眼。患者常有视力疲劳、异物感、怕光、复视、视力减退，甚至眼部胀痛、刺痛、流泪、眼肌麻痹视野变小、斜视、眼球活动度变小或固定。突眼严重者，眼睑水肿不能完全闭合。结膜、角膜外露易引起充血、水肿，可形成角膜溃疡或全眼球炎，以致失明。这些主要由于眼外肌和球后组织体积增加，淋巴细胞浸润和水肿所致。

2. 实验室检查

（1）血清甲状腺激素测定

①血清游离甲状腺素（FT_4）及游离三碘甲状腺原氨酸（FT_3）：FT_3、FT_4 是血中甲状腺激素的活性部分，它不受血中 TBG 含量的影响，真实反映甲状腺功能状态，现已广泛用于临床，其敏感性及特异性明显超过总 T_3（TT_3）及总 T_4（TT_4）。由于 FT_3 的生物活性比 FT_4 强 3 ~ 5 倍，甲亢时代谢旺盛，FT_4 转变为 FT_3 加速，故甲亢 FT_3 升高较 FT_4 早且增高幅度大，因而 FT_3 比 FT_4 诊断甲亢更灵敏。

②血清总三碘甲状腺原氨酸（TT_3）及总甲状腺素（TT_4）：TT_3、TT_4 测定是传统的判定甲状腺功能，尤其是临床筛选甲亢的重要指标，其结果虽然受到 TBG 含量的影响，但临床上影响 TBG 含量的情况不太多，再加本测定技术成熟、较准确与甲亢符合率较高，故目前仍常规应用，是判定甲状腺功能的重要检测。TT_3 与 TT_4 变化常是一致的，但甲亢早期或甲亢复发初期 TT_3 上升比 TT_4 更明显，故认为 TT_3 是诊断本病的敏感指标，对甲亢早期诊断、疗效观察及作为复发先兆均有较大的意义。

③血清反 T_3（rT_3）：rT_3 是甲状腺素在代谢中脱碘后的产物，在其结构式中与 T_3 仅是碘原子的位置不同，故称反 T_3。它无生物活性，但在血中与 T_3、T_4 维持一定比例，含量与 T_3、T_4 变化一致。甲亢患者 rT_3 明显升高，抗甲状腺治疗后，病情好转 rT_3 下降，rT_3 不下降者复发率高。但要注意在低 T_3 综合征及服用乙胺碘呋酮后，rT_3 也明显增高。

（2）TSH 免疫放射测定分析（sTSH IRMA）

免疫放射测定分析（IRMA）是目前检测 TSH 最灵敏的方法，因此又称高灵敏 TSH 测定（sTSH, sensitive TSH）。一般 TSH 正常值 0.4 ~ 3μU/mL，本法灵敏度可达 0.03μU/mL，甲亢时 TSH 明显降低，因此 TSH 检测对甲亢诊断意义较大。由于 RIA（放射免疫分析）法测定的 TSH 下限值太高，对甲亢诊断意义不大，因此目前 RIA 测定 TSH 法已不适于甲亢诊断。目前各大医院开展的自动发光法也是高灵敏的 TSH 检测法。

（3）促甲状腺素释放激素（TRH）兴奋试验

对于临床不典型、一般检测也难确诊的甲亢可疑者，可进行本试验。其基本原理为甲亢时，T_3、T_4 增高，反馈抑制 TSH 分泌，注射 TRH 后，垂体不被兴奋，TSH 分泌不增高，表现弱反应或无反应曲线。但甲功正常 Graves 病、垂体 TSH 分泌不足者，均可出现类似结果。本试验较甲状腺激素抑制试验安全，无不良反应，故可用于伴有冠心病及甲亢心脏病的患者。

（4）甲状腺吸 ^{131}I 试验

初诊甲亢（未用含碘及抗甲状腺药物），本检测符合率可高达 90%，其表现为 ^{131}I 量多速快，即 ^{131}I 值高及高峰在 24h 以前出现。^{131}I 数值大小与病情无关，甲亢严重者多有 ^{131}I 高峰前移。本试验对亚急性甲状腺炎、无痛性甲状腺炎等的诊断也有较大意义，因为这些疾病可有血中甲状腺激素升高，表现部分甲亢症状，但 ^{131}I 率明显低于正常（＜5%），出现 ^{131}I 降低，T_3、T_4 升高的分离现象。判断结果时要注意排除影响甲状腺 ^{131}I 的疾病外的各种因素。

（5）甲状腺核素显像

甲亢患者进行核素甲状腺显像的意义在于：①了解甲状腺形态、大小及摄取核素功能，以辅助 Graves 病诊断。②发现甲状腺热结节，提供自主性高功能甲状腺腺瘤的诊断依据。③某些甲状腺炎引起的症状性甲亢，甲状腺核素显像可出现三种图像：放射性普遍性稀疏、放射性疏密（峰谷）相间分布、结节处放射性局部稀疏。④发现甲状腺癌及转移灶甲亢（滤泡癌）。

（6）甲状腺抗体测定

①甲状腺过氧化酶抗体（TPO-Ab）、甲状腺球蛋白抗体（TGAb），大多呈中等水平升高，但无诊断特异性。

②甲状腺刺激抗体（TSAb）测定有重要意义，如可对初诊甲亢确立诊断；对 Graves 病与其他类甲亢进行鉴别；抗甲亢治疗后判定病情是否复发；对甲功

正常 Graves 病确立诊断；对新生儿甲亢及产后甲亢确立诊断。

3. 诊断

典型病例诊断的确立是不困难的。对临床表现不典型的初期甲亢，老年、儿童甲亢等要密切结合实验室检查进行诊断。通常具有甲亢诊断意义的临床表现是怕热、多汗、易于激动、食多伴瘦、静息时心动过速、特殊眼征、甲状腺肿，如伴甲状腺血管杂音、震颤更有诊断意义。甲亢的检验检查表现为 T_3、rT_3 及 T_4 血含量增高，尤其 FT_3、FT_4 结果更为可靠，T_3 升高比 T_4 升高更明显，因而甲亢早期 T_4 尚未升高时，T_3 及 rT_3 已有明显升高。高灵敏 TSH 检测对甲亢的诊断也很敏感，甲亢时 TSH 含量明显降低，而 TRH 兴奋试验中，甲亢时则出现弱反应或无反应曲线。

4. 治疗

（1）一般治疗

由于甲亢时机体代谢加快，消耗增加，应适当休息，避免重体力劳动，并要补充足够的热量及营养。为此，要增加糖、蛋白质及维生素 B 的摄入，补充的主要手段应为饮食，这是最经济、方便的。有精神紧张、不安和失眠较重患者，可给予心得安、镇静药物对症治疗。

（2）抗甲亢治疗

甲亢治疗主要有 3 种方法，内科抗甲状腺药物治疗、放射性核素（^{131}I）治疗及手术治疗。三种方法各有优缺点，每种方法有特定的适应证，临床医师要正确掌握适应证，根据患者具体情况，建议选择最佳治疗方案。

①抗甲状腺药物：种类较多，临床应用最多的是硫脲类药物，主要有甲基硫氧嘧啶、丙基硫氧嘧啶、他巴唑及甲亢平（卡比马唑）。过氯酸钾及硫氰酸盐也曾用于临床，因毒性大，如引起肾病和再生障碍性贫血，现已不用于治疗甲亢。锂化合物因可阻止 TSH 和 TRAb 对甲状腺作用，故也单独或与放射性碘联合应用治疗甲亢，也因毒性作用较大，如引起肾性尿崩症、精神抑制等严重不良反应，现已不经常应用。作为第一线抗甲状腺药物，他巴唑及丙基硫氧嘧啶临床应用最为普遍。硫脲类药物的药理作用为抑制甲状腺过氧化物酶活性，抑制碘离子转化为活性碘，影响酪氨酸的碘化及碘化酪氨酸的偶联，从而妨碍甲状腺激素合成。近年研究发现丙基硫氧嘧啶尚有阻止 T_4 向 T_3 转化及改善自身免疫异常的功能。此类药物对已合成的甲状腺激素无作用，故用药后数日，血中甲状腺激素降低时，才能出现临床效果。

服药方法：治疗分控制、减量及维持 3 个阶段。控制症状的用药量要根据病情严重程度决定，一般剂量丙基硫氧嘧啶为 300 ~ 450mg/d，他巴唑为 30 ~ 45mg/d，病情较轻者丙基硫氧嘧啶 100 ~ 200mg/d，他巴唑 10 ~ 20mg/d，病情严重者亦以丙基硫氧嘧啶不超过 600mg/d，他巴唑不超过 60mg/d 为宜，尤其严重突眼及合伴妊娠者剂量更宜较小。控制症状阶段历时 4 ~ 12 周，一般控制症状及 T_3、T_4 恢复正常需 4 ~ 8 周，达到上述目标后，宜在巩固 2 周后方进入减量阶段。若服药 4 周后症状及检验均无改善，则应增加剂量。减量阶段历时 4 ~ 6 周，减量应逐渐减小，可每 5 天减 5mg（他巴唑），直至减到维持量 5 ~ 10mg/d，维持量阶段历时至少 1 年至数年，维持量结束前可减至 2.5 ~ 5mg/d，再维持 4 周后停药。合适维持量的标准应为：甲亢症状不复出现；心率维持正常；体重回升后稳定于病前标准；T_3、T_4、TSH 检测正常。

②放射性 ^{131}I 治疗：放射性碘治疗甲亢已有 50 余年历史，至今世界上至少有 100 万例以上患者接受放射性碘治疗。经过半个多世纪的实践观察，证明 ^{131}I 治疗甲亢是安全、简便、经济、疗效好及并发症少的方法。甲状腺具有高度选择性吸收 ^{131}I 的功能，功能亢进的甲状腺组织吸收 ^{131}I 更多。^{131}I 放射的 β 射线，射程较短（2mm），电离辐射仅限于甲状腺局部，不损伤周围组织。^{131}I 射线使部分甲状腺组织抑制或破坏，减少甲状腺激素合成，达到缩小甲状腺、控制甲亢症状的目的。

③手术治疗：手术治疗甲亢是一种很好的根治方法，缓解率在 70% 以上，但会引起多种并发症，复发率在 5% 左右。

（二）毒性多结节性甲状腺肿

本病又称多结节性甲状腺肿伴甲亢。多为单纯性结节性甲状腺肿患病多年后发生的甲亢，故也称继发性甲亢。它是一种独立疾病还是某些致病因素导致的一种临床综合征，尚不能肯定。在病理上毒性和非毒性多结节性甲状腺肿常难以区别，它的诊断主要靠临床表现及实验室检查。

1. 临床表现

多见于老年，突眼罕见，症状较 Graves 病为轻，女性多见，起病缓慢且甲状腺结节性肿大多年，可以因服碘剂而起病，临床表现可突出某一器官或系统，在心血管系统表现心律失常，甚至出现心衰；也可表现消瘦、多汗、无力、颤抖；还可表现厌食、精神不振、极度衰弱的淡漠型甲亢。但都有可触及多个结节的甲状腺肿大，多无血管杂音或震颤。

2. 实验室检查

甲状腺激素 T_3、T_4 检测多为正常高值或略高值，sTSH 明显低于正常或测不出，甲状腺吸 ^{131}I 率多为正常高值，TMAb、TGAb 轻度增高，TRAb 阴性，TRH 兴奋试验无反应是本病重要的诊断依据。甲状腺核素显像表现结节处放射性浓集，结节外组织放射性稀疏。

3. 治疗

本病治疗比较困难，短期难以奏效，抗甲状腺药物要多年服用；手术治疗因患者多为老年体弱，故不宜采用，只在甲状腺肿大明显，引起压迫症状时才予考虑。目前多主张使用放射性碘治疗，因甲状腺吸 ^{131}I 率不太高，且甲状腺体积较大，故要用大量放射性碘治疗，并要多次服用放射性碘才能达到控制的目的，因一次很难将全部结节破坏。

（三）自主性高功能甲状腺腺瘤

本病又称毒性甲状腺腺瘤或自主性功能亢进性甲状腺结节。本病以单一结节发病者多见，也可见两个或多个结节者。本病的高功能结节不是 TRAb 刺激引起，因血中无刺激物，其病因不明。结节本身不受 TSH 调节，故有自主性。结节外组织由于 TSH 受反馈抑制而呈萎缩性改变。结节一般质地较韧，病理呈腺瘤样改变。结节生长一般较缓慢，随着结节增大，功能增高亦明显，一般直径大于 3cm 者多伴有甲亢症状。

1. 临床表现

本病多发于中老年，但比毒性多结节性甲状腺肿要早。起病缓慢，常有甲状腺结节性肿大，直径小于 3cm 时多无表现，大于 3cm 者可表现甲亢，但较轻，可有心动过速、消瘦、乏力或腹泻，不引起突眼。甲状腺检查多为圆形或卵圆形结节，表面光滑，质地坚韧，边界清楚，结节外甲状腺触及不到，无杂音且无震颤。

2. 实验室检查

有甲亢时，T_3、T_4 增高，TSH 明显降低；甲状腺吸 ^{131}I 率正常或偏高；甲状腺核素显像为本病诊断主要手段，结节处可呈"热结节"，周围甲状腺组织受抑制可完全不显像或轻微显影，此时要与先天性一叶缺如等相鉴别，可用 TSH 刺激试验或 ^{99m}Tc-MIBI 及甲状腺激素抑制试验后二次显像进行鉴别诊断。

3. 治疗

本病病程进展缓慢不伴甲亢，腺瘤不大且无压迫症状时，可随访观察；伴甲亢或腺瘤较大有压迫症状者，宜手术切除；甲亢症状明显者，术前应认真准备，控制甲亢；对热结节以外甲状腺完全不显像的本病患者，还可考虑放射性碘治疗，但放射性碘用量较大（25～50mCi），为治疗 Graves 病的 5～10 倍。当手术或放射性碘去除热结节后，核素显像可见被抑制的周围甲状腺组织重新显影。

第二节 糖尿病

糖尿病是一种以高血糖为特征的代谢性疾病。根据 ADA 的分型建议，糖尿病可分为 1 型糖尿病（type1 diabetes mellitus，T1DM）、2 型糖尿病（type2 diabetes mellitus，T2DM）、特殊类型糖尿病和妊娠糖尿病（gestational diabetes mellitus，GDM），从定义上讲，妊娠糖尿病不包括糖尿病合并妊娠。GDM 是指妊娠期间发生的血糖受损或糖尿病，但不包括妊娠合并糖尿病者。

一、糖尿病的临床表现

T1DM 和 T2DM 的临床表现并无本质区别；典型的多尿、多饮、多食和消瘦症状主要见于 T1DM，而 T2DM 多以肥胖和慢性并发症的表现为突出或全无临床症状。

（一）T1DM 不同阶段的临床表现有明显区别

1. 临床前期

多数患者在临床糖尿病出现前，有胰岛 B 细胞功能逐渐减退的过程，出现临床症状时，B 细胞功能已显著低下，糖负荷后血浆胰岛素及 C 肽浓度也无明显升高，临床亦无"三多一少"（多尿、多饮、多食和消瘦）症状。但此期仅偶尔被发现。

2. 发病初期

大多在 25 岁前起病，少数可在 25 岁后的任何年龄发病。胰岛 B 细胞破坏的程度和速度相差甚大，一般来说，幼儿和儿童较重和较快，成人较轻和较慢，由此决定了临床表现的年龄差异。糖尿病患者由于胰岛素不足，葡萄糖不能有效地被组织氧化利用，因此出现高血糖。临床上表现为"三多一少"，即多尿、多饮、多食和消瘦的典型症状。儿童和青少年常以糖尿病酮症酸中毒为首发表现；青春期阶段的患者开始呈中度高血糖，在感染等应激下迅速转变为严重高血糖和（或）酮症酸中毒；另一些患者（主要是成年人）的 B 细胞功能可多年保持在足以防止酮症酸中毒水平，但其中大多数最终需要外源性胰岛素维持生存，且对胰岛素敏感。

部分患者在患病初期，经胰岛素治疗后细胞功能可有不同程度改善，胰岛素用量减少甚至可停止胰岛素治疗，此种现象称为"蜜月"缓解，其发生机制尚未确定，可能与葡萄糖毒性有关。"蜜月期"通常不超过 1 年，随后的胰岛素需要量又逐渐增加，酮症倾向始终存在。外源性胰岛素使用恰当者，血糖能维持在较理想的范围内；使用不合理者的血糖波动大，容易发生低血糖症；如因某种原因停用胰岛素或合并急性应激，很容易诱发酮症酸中毒。

3. 糖尿病中后期

随着病程的延长，糖尿病患者可出现各系统、器官和组织受累的表现。病程 10 ~ 15 年以上者常出现各种慢性并发症，其后果严重。糖尿病慢性并发症包括糖尿病性微血管病变（主要为肾病和视网膜病）、糖尿病性大血管病变（主要为冠心病、脑血管病和周围血管病）和糖尿病神经病。其中糖尿病微血管病变是糖尿病患者的特异性损害，与高血糖密切相关，可以看作是糖尿病特有的临床表现。强化胰岛素治疗可降低和延缓 T1DM（可能也包括 T2DM 和其他类型的糖尿病）微血管并发症和神经病变的发生与发展。

1999 年，WHO 将糖尿病的自然病程分为 3 个临床阶段，即正常糖耐量（NGT）、血糖稳定机制损害（IGH）及糖尿病阶段，其中的 IGH 包括 IFG 和 IGT。上述临床阶段反映任何类型糖尿病都要经过不需要胰岛素、需用胰岛素控制代谢紊乱和必须用胰岛素维持生存的渐进性过程，T1DM 的 NGT 期和 IGT/IFG 期可能并不是很短，但很少获得诊断。

（二）T2DM 以多种方式起病

T2DM 多发生于 40 岁以上人群，常见于老年人，近年有发病年轻化的倾向。T2DM 的首发症状多种多样，除多尿、多饮和体重减轻外，视力减退（糖尿病视网膜病所致）、皮肤瘙痒、女性外阴瘙痒以及高渗性高血糖状态均可为其首发症状。大多数患者肥胖或超重，起病较缓慢，高血糖症状较轻；不少患者可长期无代谢紊乱症状，有些则在体检或出现并发症时才被确诊。空腹血浆胰岛素水平正常、较低或偏高，B 细胞储备功能常无明显低下，故在无应激情况下无酮症倾向，治疗可不依赖于外源性胰岛素。但在长期的病程中，T2DM 患者胰岛 B 细胞功能逐渐减退，以致对口服降糖药失效；为改善血糖控制，也需要胰岛素治疗，

但对外源胰岛素不甚敏感。急性应激（如重症感染、心肌梗死、脑卒中、创伤、麻醉和手术等）可诱发高渗性高血糖状态或糖尿病酮症酸中毒。长期病程中可出现各种慢性并发症，在糖尿病大血管病变中，尤其要关注心、脑血管病变。

1. T1DM 样发病作为首发表现

患者体力减退、精神萎靡、乏力、易疲劳、易感冒和工作能力下降，食欲不振及体重迅速下降。

2. 肥胖和代谢综合征作为首发表现

表现为中心性肥胖（腹型肥胖）、脂代谢紊乱和高血压等。这些代谢异常紧密联系，恶性循环，互为因果，一定时期出现糖耐量低减或糖尿病。

3. 急性并发症作为首发表现

当出现严重的急性应激时，患者并发呼吸道、泌尿道或胆道感染，并同时出现酮症酸中毒，表现为酸中毒大呼吸，呼出的气体可有烂苹果味。糖尿病患者易并发肺结核，重者可有咳痰和咯血等表现。急性感染的病程往往很长或经久不愈。

4. 慢性并发症作为首发表现

其临床表现很不一致，有些患者有心悸、气促、脉率不齐、心动过缓、心动过速和心前区不适等。并发心脏自主神经病变时，可有心率过快或过缓以及心律失常。伴心肌病变者常出现顽固性充血性心衰、心脏扩大或心源性猝死。并发冠心病者，尽管病情严重，但是不出现典型心绞痛或发生无痛性心肌梗死。部分患者的病情较重时多有食欲不振、纳差、恶心和呕吐，或出现顽固性腹泻及吸收不良性营养不良。另一些患者出现脓尿和脓血尿，且伴尿急和尿痛；尿淋漓不尽；有时亦出现夜间遗尿和非自主性排尿；尿中蛋白增多；部分女性患者并发卵巢早衰；男性患者以阳痿和性欲减退为最常见。

糖尿病前期包括单纯空腹血糖受损（IFG，空腹血糖 6.1 ~ 7.0mmol/L，糖负荷后 2h 血糖 < 7.8mmol/L）、单纯糖耐量损害（IGT，空腹血糖 < 6.1mmol/L，糖负荷后 2h 血糖 7.8 ~ 11.1mmol/L）和复合型糖调节受损（IFG+IGT，空腹血糖 6.1 ~ 7.0mmol/L，糖负荷后 2h 血糖 7.8 ~ 11.1mmol/L）三种情况。这三种情况存在不同的病理生理基础和临床特点，其进展为糖尿病的危险性不完

全相同，其中以 IGT 的发生率最高，而 IFG+IGT 的患者进展为 T2DM 的风险最大。

（三）华人 T2DM 餐后高血糖和胰岛素缺乏更明显

研究表明，与西方人群比较，华人糖尿病有以下特点。

1. 单纯餐后高血糖比例较高

华人的饮食结构以碳水化合物为主。与英美人群相比，我国纯热能的精制糖摄入较低，淀粉摄入较高，中国城市居民碳水化合物供能占 47%，而西方人群均在 25% 以下，所以单纯餐后高血糖比例高于西方人群。进入临床期，餐后血糖升高的比例高于其他人种（老年患者更为明显）。引起餐后高血糖的另一个可能原因是肌肉含量，华人的肌量较低，餐后摄取葡萄糖的能力相对较少。

2. 老年患者较多

华人糖尿病以老年患者居多。IGT 的患病率随增龄而明显增加，老年人伴更多的相关疾病——心、脑血管等大血管病变是老年糖尿病患者的主要死亡原因，冠心病和心肌梗死在老年糖尿病患者中的发生率高，对低血糖的耐受性更差。

3. 胰岛素缺乏更严重

在胰岛素缺乏和胰岛素抵抗的两个病因中，患者的胰岛素缺乏较其他人种更常见，而胰岛素抵抗的比例与程度均较低。

4. 糖尿病肾脏损害更明显

糖尿病患者多合并肾脏损害。2001 年上海中山医院对 1059 例 T2DM 患者的尿蛋白进行检测，发现微量清蛋白尿的患病率为 12.84%。2006 年西班牙 RICARHD（高血压和 T2DM 患者心血管风险）研究是一项多中心的横断面调查，目的是评估高血压和 T2DM 患者心脏和肾脏损害的患病率。研究对象为年龄 55 岁以上、高血压和 T2DM 确诊 6 个月以上的 2339 名门诊患者，结果显示 GFR 小于 60mL/（min·1.73m^2）的患者达 45.1%，58.7% 有尿清蛋白排泄率（UAE）230mg/24h。

二、糖尿病诊断

糖尿病是一种以糖代谢紊乱为主要表现的代谢内分泌综合征，所以糖尿病的诊断应包含病因诊断、分期、并发症及合并症的诊断。我国目前采用 WHO（1999 年）糖尿病诊断标准，即糖尿病症状（典型症状包括多饮、多尿和不明原因的体重下降）加上：①随机血糖（指不考虑上次用餐时间，一天中任意时间血糖）≥ 11.1mmol/L（200mg/dL），或空腹血糖（空腹状态至少 8h 没有进食热量）≥ 7.0mmol/L（126mg/dL），或葡萄糖负荷后 2h 血糖≥ 11.1mmol/L（200mg/dL）。②无糖尿病症状者需另日重复检查明确诊断。

葡萄糖调节受损是指介于正常葡萄糖稳态调节与糖尿病之间的代谢中间状态，包括葡萄糖耐量受损和空腹血糖受损。葡萄糖耐量受损表现为个体的葡萄糖耐量试验后，血糖水平超过正常范围但低于糖尿病诊断标准，即口服葡萄糖耐量试验（OGTT）2h 静脉血浆血糖≥ 7.8 ~ < 11.1mmol/L。空腹血糖受损是指空腹血糖高于正常但低于糖尿病诊断标准，即空腹静脉血浆血糖≥ 6.1 ~ < 7.0mmol/L。注意：随机血糖不能用来诊断 IFG 或 IGT，只有相对应的 2h 毛细血管血糖值有所不同，即糖尿病的 2h 血糖≥ 12.2mmol/L（≥ 220mg/dL），IGT 为 2h ≥ 8.9mmol/L（≥ 160mg/dL）且< 12.2mmol/L（< 220mg/dL）。

（一）根据血糖确立糖尿病诊断

空腹或餐后血糖水平是一个连续分布的变量指标，可能存在一个大致的切点。血糖高于此切点（空腹血糖≥ 7.0mmol/L 或 OGTT 2h 血糖≥ 11.1mmol/L）者发生慢性并发症的风险陡然增加，糖尿病的诊断标准主要是根据血糖高于此切点人群视网膜病变显著增加的临床事实确定的。

1. 早期诊断线索

糖尿病早期多无症状，有些患者的主诉也无特异性。早期确诊本病的关键是提高对糖尿病的警惕性和加强对高危人群的普查工作。在临床上，遇有下列情况时要想到糖尿病可能：①家族一级亲属中有 T1DM 和 T2DM 患者。②食量增多而体重下降，或伴多饮和多尿。③原因不明的高血压或直立性低血压。④疲乏及虚弱。⑤反复发作性视力模糊。⑥顽固性阴道炎或外阴瘙痒。⑦遗尿。⑧重症胰腺疾病。⑨甲亢。⑩垂体瘤。⑪胰腺肿瘤。⑫肾上腺皮质及髓质疾病。⑬阳痿。⑭长期使用 GH、生长抑制素和糖皮质激素者。⑮黑棘皮病。⑯高脂血症。⑰肥胖。⑱多囊卵巢综合征。⑲顽固性或反复发作性肺部、胆道和泌尿系等感染。⑳伤口不愈合或骨折不愈合。㉑不明原因的心衰、肾衰及脂肪肝。㉒影像学检查发现胰腺纤维钙化性病变。㉓血胰岛素升高。㉔曾经有 IGT 病史者。㉕曾有妊娠糖尿病病史者。㉖有巨大儿（出生体重 > 4.0kg）分娩史的女性。

2. 糖尿病普查

医疗和预防机构应在医疗保险公司及政府的支持下，定期开展 T2DM 高危人群的普查工作。检查空腹血糖和餐后血糖的时间不是随意而定的，而是有要求的。检查空腹血糖的时间最好在早上 6:00 ~ 8:00；抽血时，患者要保证前 1 日晚餐后至次日清晨做检测时，空腹 8 ~ 12h，超过 12h 的"超空腹"状态会影响检测结果。值得一提的是，门诊检查的空腹血糖，因抽血时往往已是 10:00 ~ 11:00，这时的血糖值已经不能代表空腹血糖了。头一天晚上的药效持续时间已过，故患者血糖可能会比平常升高。当然，如果抽血的时间太迟（超过 10:00），空腹时间过长，血糖可能也比平日偏低。

3. OGTT

在门诊就诊的患者中，对糖尿病高危者要常规进行血糖和糖化血红蛋白的检查；对可疑者应进一步行 OGTT 试验。如 OGTT 可疑，不能排除糖尿病，可用可的松 –OGTT 试验明确诊断。

对于病情较重者，要时刻警惕患者并发急性并发症的可能，如糖尿病酮症酸中毒、非酮症性高渗性昏迷和急性冠脉综合征。另一方面，对于病期超过 10 年的患者，尤其是年龄在 60 岁以上者，要注意做相关的检查，尽早明确糖尿病视网膜病变、肾脏病变及神经病变的诊断，并特别注意心、肾和脑功能的评估。

（二）根据糖化血红蛋白确立糖尿病诊断

长期以来，糖尿病的诊断都是以空腹血糖、餐后 2h 血糖和口服糖耐量试验为诊断标准。在临床研究和实践中，人们注意到这个诊断标准存在一定的局限性，它只能反映即时的血糖水平，且受许多因素影响，易导致误诊和漏诊。2009 年，美国和欧洲糖尿病学会及国际糖尿病联盟先后提出用糖化血红蛋白作为糖尿病的诊断标准，认为以糖化血红蛋白 ≥ 6.5% 作为糖尿病与非糖尿病的分界值，与在流行病学发现的与视网膜患病率显著增高相关的拐点有关。一些研究者确定糖尿病诊断分界值为 6.1%。糖化血红蛋白诊断糖尿病的分界值与地区、性别、年龄和当地人群糖尿病的患病率有关。因此，用糖化血红蛋白作为糖尿病诊断标准要根据当地人群中糖化血红蛋白的流调结果来确定。

慢性肾衰、靠频繁血透维持肾功能、慢性溶血性贫血、脾功能亢进症、地中海贫血和白血病患者不能用糖化血红蛋白来诊断糖尿病，因为可使红细胞寿命缩短而使所测到的糖化血红蛋白偏低，或者因为胎儿血红蛋白增多，用层析法测定糖化血红蛋白不能将胎儿血红蛋白与糖化血红蛋白分开，使测得的糖化血红蛋白呈假性增高而误诊为糖尿病。

（三）妊娠糖尿病诊断执行特殊标准

具有妊娠糖尿病高危因素的孕妇（明显肥胖、糖尿、既往妊娠糖尿病病史、异常孕产史和糖尿病家族史）应尽早监测血糖，如果 FPG ≥ 7.0mmol/L（126mg/dL）和（或）随机血糖 ≥ 11.1mmol/L（200mg/dL）应在 2 周内重复测定。所有妊娠妇女应在妊娠 24 ~ 28 周内行口服葡萄糖耐量试验（OGTT），OGTT 可选用以下两种方法之一种：①1 步法，进行 75g OGTT 检测。②2 步法，先行 50g OGTT 进行初筛，服糖后 1h 血糖高于 7.2mmol/L（130mg/dL）者再进行 75g OGTT 检测。妊娠糖尿病使用胰岛素者多数可在分娩后停用胰岛素（T1DM 除外），分娩后血糖正常者应在产后 6 周进行 75g OGTT 检测，重新评估糖代谢情况并进行随访。

三、糖尿病药物治疗

（一）口服降糖药物治疗原则

目前批准使用的口服降糖药物主要包括促胰岛素分泌剂（磺脲类药物和格列奈类药物）和非促胰岛素分泌剂（α‑葡萄糖苷酶抑制剂、双胍类药物和格列酮类药物）。在临床上，根据对血糖水平的影响以及产生低血糖的危险性，前者又被称为降糖药物，剂量过大时，易引起低血糖；后者又被称为抗高血糖药物，一般不会引起低血糖。

1. 根据需要选择口服降糖药物与剂型

为了便于药物的使用，要把药物制成一定的剂型。随着科技的进步，药物剂型不断发展，现在已发展到第四代。第一代里一般包括丸剂、片剂、胶囊和注射剂；第二代是前体药和缓释剂；第三代是控释药；第四代是靶向药。靶向药是可以直接作用于病变部位的药物，比如现在已用于临床的某些抗癌药。

2. 联合应用不同类型口服降糖药物

目前，临床应用的口服降糖药主要有磺脲类、双胍类、噻唑烷二酮类、非磺脲类促胰岛素分泌剂、葡萄糖苷酶抑制剂及其他口服降糖药六类。一般来说，相同种类的口服降糖药不能联合使用，不同种类的口服降糖药可多药联用。

（二）磺脲类口服降糖药治疗

磺脲类药物有三代产品，第二代磺脲类药物主要有格列本脲（优降糖）、格列齐特（达美康）、格列吡嗪（美吡达、灭特尼和瑞易宁）、格列喹酮（糖适平）及格列波脲（克糖利），临床上应用广泛。第一代磺脲类药物与第二代磺脲类药物比较，一方面，前者对磺脲类受体（SUR）的亲和力低，脂溶性差，细胞膜的通透性差，需口服较大剂量（数百至数千 mg）才能达到相同的降糖作用；而另一方面，第一代磺脲类药物氯磺丙脲相对于第二代磺脲类药物，其引起的低血糖反应及其他不良反应的发生率高，因而现在第一代磺脲类药物临床使用较少。

目前第二代磺脲类药物在临床上应用广泛。格列本脲的降糖作用最强，持续时间长，易发生蓄积作用。因此，年龄大、有心血管并发症者尽量不作为首选药物。格列本脲与格列齐特、格列齐特缓释片和格列吡嗪控释片属于中长制剂，降糖作用较强。瑞易宁为格列吡嗪的控释片，利用胃肠道给药系统变为长效制剂，作用时间长达 24h，每日服药 1 次即可。格列喹酮和格列吡嗪普通剂型属短效制剂，作用时间短。大部分磺脲类药物均经肝脏代谢后从肾脏排泄，仅格列喹酮主要经胆道排出，大约 5% 经肾排泄，故适用于轻、中度肾功能不全的患者，但应监测肾功能。格列吡嗪和格列齐特还有改善负荷后早期胰岛素分泌的作用及不依赖于降血糖效应的抗血小板聚集的作用，可减缓微血管并发症的发生，适用于糖尿病视网膜病和（或）早期糖尿病肾病患者。

格列美脲（迪北、亚莫利和万苏平）属于第三代磺脲类药物，其降糖作用较强，类似于格列本脲，可有效地降低 FPG、餐后血糖及 HbAlc，同时发现格列美脲对血清胰岛素水平的影响弱于格列本脲。应从小剂量开始服用磺脲类药物，每 4 ~ 7 天增减剂量 1 次，根据监测血、尿糖结果调整药量。餐前 30min 服用，每日剂量超过最大剂量的 50% 时，应分次服用。

磺脲类药物主要适用于 T2DM 用饮食和运动治疗血糖控制不理想者，可作为非肥胖 T2DM 的一线用药。老年患者或以餐后血糖升高为主者宜选用短效类，如格列吡嗪和格列喹酮。轻、中度肾功能不全患者可选用格列喹酮。病程长和空腹血糖较高的 T2DM 患者可选用中、长效类药物（格列本脲、格列美脲、格列吡嗪控释剂、格列齐特和格列齐特缓释片）。

（三）格列奈类促胰岛素分泌剂治疗

格列奈类为非磺脲类胰岛素促分泌剂，是一类类似磺脲类药物的药物，能改善胰岛 B 细胞的早期相胰岛素分泌，产生类似生理的胰岛素分泌模式，从而降低餐时血糖高峰，故又称为"餐时血糖调节剂"。

在磺脲类药物失效时，改用该类药物亦能取得较好疗效；几乎不影响患者的体重，对肥胖和非肥胖的 T2DM 同样有效；因口服吸收快、起效快，服后大部分经肝胆排泄，体内无蓄积，更适用于老年及有轻、中度肾功能障碍的 T2DM 患者；还可用于 IGT 的患者。但下列情况不适合使用格列奈类：①T1DM。②严重的肝肾功能不全。③合并妊娠或哺乳。④有急性并发症和合并症（如糖尿病酮症酸中毒、乳酸性酸中毒、非酮症高渗性昏迷、感染以及手术等）。

1. 用法与用量

瑞格列奈餐前 10 ~ 15min 服用，每日 3 次，疗效优于每日 2 次法。起始剂量每次餐前 0.5 ~ 1.0mg（对使用过另一种口服降糖药而换成瑞格列奈者，开始即可用每餐 1mg），根据血糖调节用量，最大单次剂量为 4mg，每日为16mg。进 1 次餐服 1 次药，不进餐时不服药。那格列奈单一或联合应用的开始剂量为 120mg，每日 3 次，餐前 10 ~ 15min 内服用。老年 T2DM 患者开始时，宜在餐前服用 60mg。对血糖接近目标值的患者可用 60mg。对健康志愿者进行的大规模 I 期剂量范围试验中，那格列奈的剂量范围为 30 ~ 240mg，每日三餐前服用，所有剂量的耐受性均良好。

2. 疗效与联合用药

与磺脲类药物相比，瑞格列奈在为期 1 年的治疗中，控制 HbAc 水平的效果与格列齐特和格列本脲相当，且优于格列吡嗪。瑞格列奈可降低 FPG2.6 ~ 2.7mmol/L，HbAc 1.6% ~ L9%。若与二甲双胍合用，较单用瑞格列奈作用更强，可使 FPG 再下降达 2.2mmol/L，HbAlc 再降低至 1.4%。单用格列奈类，血糖控制不理想，可与二甲双胍、格列酮类药物或胰岛素联合应用，以增加单用的疗效。格列奈类与二甲双胍合用，尤其适用于肥胖患者。由于本类药物的作用机制与磺脲类药物相似，所以两类之间不可联用。

（四）双胍类降糖药治疗

双胍类降糖药物有苯乙双胍（降糖灵）和二甲双胍。苯乙双胍由于乳酸酸中毒的发生率高，目前已被淘汰。现在临床上主要应用二甲双胍。市售的盐酸二甲双胍、格华止、美迪康、迪化糖锭、君力达和甲福明等，成分都是二甲双胍。口服二甲双胍 0.5 ~ 1.5mg 的绝对生物利用度 50% ~ 60%，2h 血浓度达峰值，血浆半衰期 1.5 ~ 4.5h，不与血浆蛋白结合，分布广泛，但小肠细胞的浓度高。

二甲双胍除了具有良好的降糖作用外，其最大的优势在于降低 T2DM 患者心血管并发症。在 UKPDS 试验中，接受二甲双胍强化治疗的患者除了降低42% 的糖尿病相关死亡外，还降低 39% 的心肌梗死风险和 41% 的卒中风险。

二甲双胍可以减轻体重，改善胰岛素敏感性。

1. 常用种类及用法

二甲双胍开始宜小剂量，250mg，每日2次，餐前或餐后口服。1～3d后，加至250mg，每日3次，如无特殊反应，可逐渐加到500mg，每日2～3次，或850mg，每日2次，以后视病情调整剂量。最小有效量约为500mg，在500～3000mg的剂量范围内有效，最佳控制血糖的剂量为2000mg。

二甲双胍常规用药从250～500mg，3次/d开始，最大不超过2500mg/d，但对肥胖伴胰岛素抵抗的糖尿病患者，最大剂量可达3000mg/d。苯乙双胍从25mg，3次/d开始，最大不超过150mg/d。双胍类药物的降低血糖作用是剂量依赖性的，当剂量达到2g时，降低血糖作用达平台。餐后服药药效可降低25%，故如无胃肠道反应可餐前服药，如胃肠道反应严重可于餐后服药。

2. 二甲双胍与其他药物联用

二甲双胍可以与各种口服降糖药联合应用，不但能获得良好的效果，而且减少了每种药物剂量与不良反应，延缓药物的继发性失效。最近很多研究报道了对T2DM成年患者给予以二甲双胍/格列本脲复合剂为初始治疗，再治疗20周后，不仅获得比单药治疗者更好的血糖控制效果，而且β细胞的1相和2相胰岛素分泌均较单药治疗者有显著提高，提示联合用药对胰岛功能有更好的作用。还有多篇研究报道了二甲双胍与噻唑烷二酮联合治疗的益处。据报道，5000余例糖尿病患者接受二甲双胍与罗格列酮联合治疗6个月以上，HbA1c（–1.3%）和空腹血糖（–2.61mmol/L）显著下降，联合治疗使达到HbA1c＜6.5%（IDF目标）和＜7.0%（ADA目标）的患者的比例比二甲双胍单药治疗时分别增加了34%和50%。

对磺脲类药物、α-葡萄糖苷酶抑制剂或胰岛素治疗效果不佳的糖尿病，加用二甲双胍可取得满意疗效。与克罗米芬合用，可使90%的多囊卵巢综合征伴有IR和雄激素增多者月经恢复正常。

（五）α-葡萄糖苷酶抑制剂治疗

α-葡萄糖苷酶抑制剂主要有阿卡波糖和米格列醇两种。

①阿卡波糖：每片50mg，每天3次，每次1～2片。②伏格列波糖：每片0.2mg，每天3次，每次1片。③米格列醇：每片50mg，每天3次，每次1～2片。本类药物均应在开始进餐时服用（第1口饭时嚼碎药物咽下），以期达到竞争性抑制作用；应从小剂量开始，观察血糖控制及胃肠反应，逐渐增加剂量；进

食热量中 50% 或以上应由糖类所提供才能发挥其最大作用，尤适用于中国膳食。

可与胰岛素、二甲双胍、磺脲类药物或噻唑烷二酮类联合治疗以提高控制血糖的作用。联合治疗可使餐后 2h 血糖再下降 1.4 ~ 1.7mmol/L，HbAlc 再降低 0.3% ~ 0.5%。

（六）噻唑烷二酮类药物治疗

噻唑烷二酮类衍生物（TZD）又称格列酮，是一类作用于过氧化物酶增殖体激活受体（PPAR）的药物。这类药物有曲格列酮（已因对肝脏的毒性作用而撤离市场）、罗格列酮（已经退市）、吡格列酮、恩格列酮和法格列酮。在一线口服降糖药物的选择上，仍存在不同的观点，主张使用 TZD 者认为，该药可减轻胰岛素抵抗且不引起低血糖，似乎还有保护 β 细胞作用；主张使用磺脲类药物者认为，TZD 可增加体重，对血脂和心血管有不利影响，而磺脲类药物的降糖效果与安全性更好些。

罗格列酮（文迪雅）因为其潜在的心血管不良反应，已在欧洲撤市。吡格列酮（瑞酮、艾丁和卡司平）：每片 15mg，每天 15 ~ 30mg（不宜超过 45mg），1 日 1 次，口服即可发挥最佳疗效，且与进食无关。

可与磺脲类药物、二甲双胍、胰岛素或 α–葡萄糖苷酶抑制剂合用，提高单用的降糖效应。

（七）肠促胰素类似物和二肽基肽酶 4 抑制剂治疗

以肠促胰素为基础的药物主要包括 GLP-1 类似物、GLP-1 受体激动剂和二肽基肽酶 4 抑制剂三种。GLP-1 是由肠道细胞分泌的肽类激素，具有促进胰岛素原合成和胰岛素基因表达、葡萄糖浓度依赖性促进胰岛素释放、诱导新生 β 细胞形成和抑制 β 细胞凋亡等作用。GLP-1 降低血糖时还能降低体重和低血糖风险，改善 β 细胞功能，但 GLP-1 在人体迅速降解，使临床应用受到限制。

（八）胰岛素治疗

胰岛素治疗要遵循"治疗达标"的原则：①胰岛素治疗应尽可能恢复生理性胰岛素分泌模式。②T2DM 的胰岛素治疗方案应简便易行，克服传统方案的复杂性。③正确掌握开始胰岛素治疗的时机。④通过选择适当的胰岛素制剂和方案，最大限度地避免低血糖。⑤要让患者自身在糖尿病管理的综合团队中发挥重要作用。⑥制订有效的胰岛素剂量调整方案。根据上述条件，要求既要很好地控制空腹血糖和餐后血糖，又要避免低血糖，减少血糖的波动。胰岛素治疗方案应该模拟生理性胰岛素分泌的模式，包括基础胰岛素和餐时胰岛素两部分的补充。胰岛素起始治疗可使用每日1次基础胰岛素或每日1～2次预混胰岛素。选择基础胰岛素的优点是简单易行，患者依从性好，对空腹血糖控制较好，低血糖相对较少，但对血糖较高者疗效不够满意。预混胰岛素，尤其是预混胰岛素类似物，可选择每天1次、2次或3次注射的方案，如每天1次起步的方案是比较方便的选择，每天2次注射疗效较1次注射为好，但低血糖相对较高。

在胰岛素起始治疗的基础上，经过充分的剂量调整，如患者的血糖水平仍未达标或出现反复的低血糖，需进一步优化治疗方案。可采用餐时＋基础胰岛素或每日3次预混胰岛素类似物进行胰岛素强化治疗。预混胰岛素，尤其是预混胰岛素类似物作为胰岛素起始和强化治疗，其优点是可选择每天1次、2次或3次注射的方案；每天1次的起始方案是比较方便的选择，每天2次注射的疗效较1次注射更好；每天3次注射可以作为简单的胰岛素强化治疗的选择。因此，正确分析患者的特点和熟悉各种胰岛素的特性是实施胰岛素治疗所必需的。

第三节 代谢综合征

代谢综合征（MS）是一组以肥胖、高血糖（糖尿病或糖调节受损）、血脂异常[高三酰甘油血症和（或）LDL-C血症]及高血压等聚集发病、严重影响机体健康的临床综合征，是一组在代谢上相互关联的危险因素的组合。它是由遗传因素及环境因素共同作用，以中心性肥胖为始动因素，胰岛素抵抗为重要中心环节，并以慢性轻度炎症促进了代谢综合征的进展。

一、临床表现

MS的临床表现即它所包含的各种疾病及其并发症、伴发病的临床表现，可同时或先后出现在同一患者身上。各疾病临床表现或特异，或无明显表现，如肥胖症、血脂异常、糖尿病、高血压、冠心病、高尿酸。例如高血压，有时可出现头晕、头痛、恶心、呕吐、走路不稳等。如糖尿病，可出现口干、多饮、多尿、多食、体重减轻等。如冠心病，可出现心前区及后背部不适、胸闷、气短、憋气等。如高尿酸，出现痛风时，可出现关节疼痛。

二、诊断标准

2007 年在 2004 年 CDS 基础上，对 MS 的组分量化指标进行修订。

（1）腹型肥胖：腰围男性 $\geq$ 90cm，女性 $\geq$ 85cm。

（2）高血糖：空腹血糖 $\geq$ 6.1mmol/L，或糖负荷后 2h 血糖 $\geq$ 7.8mmol/L 和（或）已经确诊为糖尿病并治疗者。

（3）高血压：血压 $\geq$ 130/85mmHg 和（或）已经确诊为高血压病治疗者。

（4）空腹三酰甘油 $\geq$ 1.70mmol/L。

（5）空腹 HDL-C $<$ 1.04mmol/L。

具有以上三项或三项以上者可诊断为代谢综合征。

高尿酸血症、高血凝状态可为伴随状态，但不纳入诊断标准。

此外，MS 发病的高危人群：①年龄 $\geq$ 40 岁者。②有一项或两项 MS 组成成分，但尚不符合标准者。③有心血管、非酒精性脂肪肝、痛风、多囊卵巢综合征及各类脂肪萎缩症者。④有 MS 家族史者。⑤有心血管疾病家族史。

三、治疗要点

（1）防治 MS 的主要目标是预防临床心血管疾病和 2 型糖尿病的发生，对已有心血管病者则是预防心血管事件再发生。

（2）原则上先启动生活方式干预，合理饮食、适当体力活动、体育运动、减轻体重、戒烟是防治 MS 的基础。

（3）代谢综合征控制标准：严格控制血糖、血压、血脂以达目标值。血糖：空腹血糖 $<$ 5.8mmol/L，2h 血糖 $<$ 7.8mmol/L，糖化血红蛋白 $<$ 6.5%。血压：130/80mmHg 以下。血脂：TG 1.7mmol/L，TC 4.5mmol/L，HDL-C 男性 $>$ 1.1mmol/L，女性 $>$ 1.4mmol/L。

四、处方

（1）适用于肥胖的、糖耐量异常的年轻患者。

二甲双胍：0.5g，每日 3 次，口服。

（2）适用于年老的糖耐量异常患者。

阿卡波糖：50 ~ 100mg，每日 3 次，随餐第一口嚼服。

伏格列波糖：0.2mg，每日 3 次，随餐第一口嚼服。

米格列醇：50mg，每日 3 次，餐前口服。

（3）明确存在严重胰岛素抵抗的患者。

吡格列酮：15 ～ 45mg，每日 1 次，餐前口服。

罗格列酮：4 ～ 8mg，每日 1 次，餐前口服。

（4）明确诊断糖尿病患者，可参考糖尿病章节。

（5）适用于高血压、伴有微量白蛋白尿的患者。

贝那普利：2.5 ～ 10mg，每日 1 ～ 2 次，口服。

培哚普利：2 ～ 4mg，每日 1 次，口服。

福辛普利：2.5 ～ 10mg，每日 1 ～ 2 次，口服。

（6）适用于不耐受 ACEI 药物的高血压，伴有微量白蛋白尿的患者。

厄贝沙坦：75 ～ 150mg，每日 1 次，口服。

替米沙坦：40 ～ 80mg，每日 1 ～ 2 次，口服。

氯沙坦钾：25 ～ 50mg，每日 1 ～ 2 次，口服。

出现微量白蛋白尿，如果不存在用药禁忌证，可优先选用 ACEI 类药物。若因咳嗽不耐受 ACEI，可选用 ARB 类药物。若患者同时伴有高尿酸，可优先选用氯沙坦钾，协助降尿酸。

（7）用于高血压，不伴有微量白蛋白尿，或已应用药物处方5或6种药物，血压仍未达标的患者。

硝苯地平缓释片：10 ～ 20mg，每日 1 ～ 3 次，口服。

硝苯地平控释片：30mg，每日 1 ～ 2 次，口服。

氨氯地平：5 ～ 10mg，每日 1 次，口服。

（8）适用于以胆固醇升高为主的血脂异常及肝功能正常的脂肪肝患者。

阿托伐他汀：10 ～ 20mg，每晚 1 次，睡前口服。

辛伐他汀：10 ～ 20mg，每晚 1 次，睡前口服。

瑞舒伐他汀：5 ～ 10mg，每晚 1 次，睡前口服。

血脂康胶囊 0.6g（2 粒），每日 2 ～ 3 次，饭后口服。

若患者存在轻度肝功能异常，可优先选用血脂康胶囊，保肝、降脂。若患者同时存在严重高三酰甘油血症，TG ＞ 6mmol/L，优先应用降高三酰甘油血症药物，待其降至 4.5mmol/L 以下，再应用他汀类药物。

（9）适用于以高三酰甘油为主的血脂异常。

非诺贝特：200mg，每日 2 ～ 3 次，与餐同服。

苯扎贝特：200mg，每日 3 次，与餐同服。

若患者合并高尿酸血症，可优先选用非诺贝特。

（10）适用于高尿酸的患者。

别嘌醇：0.05 ～ 0.1g，每日 1 ～ 2 次，口服。

非布司他：20 ～ 40mg，每日 1 次，口服。

苯溴马隆：25 ～ 50mg，每日 1 次，早餐后口服。

碳酸氢钠片：0.5 ～ 1.0g，每日 3 次，口服。

根据尿酸排泄分数选用降尿酸药物。若患者属于尿酸生成过多者，应用别嘌醇或非布司他减少尿酸生成。若属于尿酸排泄少者，加用苯溴马隆促进尿酸排泄。若尿常规提示尿液酸碱度＜ 6.3，应用碳酸氢钠片碱化尿液促进尿酸排出。降尿酸药物从小剂量起始，每周递增，避免诱发痛风发作。

（11）减重药物。

西布曲明：10mg，晨起口服 1 次，若体重减轻不明显，可于 4 周后加量至 15mg，日最大剂量不超过 15mg。

奥利司他：120mg，每日 3 次，于餐中或餐后 1h 内服用。

第四节　低血糖

低血糖症是由各种原因导致的血糖浓度低于正常底限，引起了以交感神经兴奋和中枢神经系统功能障碍为突出表现的一组临床表现。低血糖症在临床上比较常见，低血糖是一种生化异常，并不是一种疾病。对于非糖尿病患者来说，低血糖症的诊断标准为血糖＜ 2.8mmol/L，而接受药物治疗的糖尿病患者只要血糖水平≤ 3.9mmol/L 就属于低血糖范畴。

一、临床症状

（一）临床表现

少数患者无任何症状或仅有饥饿感，伴随一过性出汗、心悸，可自行缓解。多数患者可表现自主（交感）神经过度兴奋症状，饥饿感、乏力、出汗、焦虑、战抖、面色苍白、皮肤湿冷、心悸等，需进食含糖食物纠正。出现神经低血糖症状时可出现大汗、头痛、头晕、精神不集中、思维及语言混乱、反应迟钝、行为怪异、视物模糊，严重者出现昏迷，危及生命。

（二）体征

轻度低血糖时可无明显体征变化，或可出现收缩压轻度升高、心动过速、皮肤湿冷。累及神经系统时可出现反应迟钝、步态不稳、瞳孔散大，严重者强直性惊厥、锥体束阳性至昏迷、各种反射消失。

二、实验室检查

（一）血浆胰岛素测定

低血糖发作时，同时测定血浆葡萄糖、胰岛素和 C 肽水平，明确有无胰岛素及 C 肽不适当分泌过多。血糖 < 2.8mmol/L 时，胰岛素浓度 ≥ 36pmol/L 提示胰岛素分泌过多。同时可测定胰岛素释放指数，同一标本所得血浆胰岛素（mU/L）与血浆葡萄糖（mg/dL）比值。正常人此时 I：G 应 < 0.3，0.3 ~ 0，4 考虑高胰岛素血症，若 > 0.4 甚至 1.0 以上，高度怀疑胰岛素瘤。

（二）血浆胰岛素原、C 肽测定

C 肽水平升高提示内源性胰岛素分泌增多，若 C 肽不高，胰岛素增高，提示外源性胰岛素过多。血糖 < 3.0mmol/L，C 肽 > 300pmol/L，胰岛素原 > 200pmol/L，考虑胰岛素瘤。

（三）延长（5h）口服葡萄糖耐量试验

判断 2 型糖尿病早期是否存在餐后晚发性低血糖症，也可判断有无内源性胰岛素分泌过多。做法：口服 75g 葡萄糖，测定服糖前，服糖后 30min、1h、2h、3h、4h、5h 血糖，胰岛素，C 肽。

（四）胰岛素抗体、胰岛素受体抗体测定

除外原因，由于机体产生的自身抗胰岛素抗体（IA）、兴奋胰岛素受体而引起严重的低血糖症。

三、诊断

（一）根据低血糖典型表现（Whipple 三联征）可确定

①低血糖症状。②发作时血糖 < 2.8mmol/L。③供糖后低血糖症状迅速缓解。而接受药物治疗的糖尿病患者只要血糖水平 ≤ 3.9mmol/L 即可诊断为低血糖症。

（二）低血糖分类

①无症状性低血糖：血糖 ≤ 3.9mmol/L，但无低血糖症状。②症状性低血糖：血糖＜3.9mmol/L，且有低血糖症状。③严重低血糖：需他人帮助，存在意识障碍，低血糖纠正后神经系统症状明显改善。

四、鉴别诊断

血糖昏迷需与以下疾病进行鉴别。

（一）脑血管意外

脑血管意外突然发病，且很快进入昏迷状态；患者可伴随头痛、头晕、反应迟钝、肢体活动障碍等症状，头 CT 及血糖测定可鉴别诊断。另低血糖可诱发脑梗死发作。

（二）乳酸性酸中毒昏迷

以代谢性酸中毒为主，常伴有深度呼吸、神志模糊、嗜睡、昏迷等。休克可见呼吸深大而快，但无酮味，皮肤潮红，实验室检查血乳酸＞5mmol/L，pH＜7.35。血糖及血气分析可鉴别诊断。

（三）高血糖高渗性昏迷

多见于 2 型糖尿病老年患者，可有神志障碍、反应迟钝、抽搐等，实验室检查血 Na^+ 升高＞145mmol/L，血糖显著升高，常＞33.3mmol/L，血渗透压增加＞330mOsm/L。

五、低血糖病原因分类

根据低血糖发生时间，大致分为空腹低血糖症、药物所致低血糖症、餐后低血糖症。

（一）空腹低血糖症

（1）内分泌异常：胰岛素或胰岛素样因子过多，如胰岛细胞瘤、胰腺外肿瘤所致类癌；易升高血糖的激素缺乏，如腺垂体功能减退、原发性肾上腺功能减退症（Addison 病）、生长激素减少。

（2）严重肝脏疾病：重症肝炎、肝硬化、肝癌晚期、心力衰竭所致肝淤血。肝为糖原合成和分解的器官，当血糖降低时，肝糖原分解使血糖回升。肝病时这种调节血糖的功能降低，就可能引起低血糖。

（3）慢性肾衰竭：慢性肾衰竭致胰岛素、口服降糖药物代谢及排出减慢，作用时间延长。

（4）代谢酶障碍：Ⅰ、Ⅲ、Ⅵ、Ⅸ型糖原沉着症、果糖 –1，6– 二磷酸酶缺乏症、丙酮酸羧化酶缺乏症、遗传性果糖不耐受症、半乳糖血症。

（5）营养物不足：严重营养不良（肌肉消耗）、禁食、发热、重度腹泻、呕吐、剧烈运动、妊娠后期。

（6）胰岛素自身免疫综合征：患者血中有胰岛素自身抗体和反常性低血糖证，且从未用过胰岛素。低血糖常发生在餐后 3 ~ 4h，其发生与胰岛素抗体免疫复合物解离、释放游离胰岛素过多相关。可见于应用含巯基药物，如治疗 Graves 病的甲巯咪唑及卡托普利、青霉胺等。本症还可合并其他自身免疫病，如类风湿关节炎、系统性红斑狼疮、多发性肌炎等，应用糖皮质激素有效。

（二）药物所致低血糖症

胰岛素和口服降糖药物、酒精过量、水杨酸类、土霉素、磺胺类药物、奎宁、β 受体阻断药、安定类药物、苯丙胺、苯海拉明、单胺氧化酶抑制药和具有降糖作用的中草药。

（三）餐后低血糖症

早期糖尿病、特发性（功能性）、胃大部分切除、胃空肠吻合等。

六、治疗要点

（1）对于疑似低血糖症的患者，立即监测指尖血糖，并予以糖分补充，10 ~ 15min 复查指尖血糖。

（2）确定患者气道是否通畅，有癫痫发作时做好防护工作，避免舌体咬伤。

（3）积极寻找低血糖原因，去除诱发因素。

（4）糖尿病患者以预防低血糖为主。

七、处方

（1）适用于意识清醒、正常进食的患者。进食糖块 3 ~ 5 颗、饮料 200mL 或 50% 葡萄糖溶液 40 ~ 60mL。

（2）适用于出现意识障碍、昏迷患者。即刻 50% 葡萄糖 60 ~ 100mL 静脉注射，多数患者 5 ~ 10min 可神志清醒，血糖恢复正常。若由于药物所致低血糖，为防止低血糖反复，可予 5% 或 10% 葡萄糖 250 ~ 500mL 溶液静脉滴注，维持 12 ~ 48h。

（3）适用于静脉滴注葡萄糖后意识障碍改善不明显的患者，或静脉通道建立困难的患者。

氢化可的松 100mg 加入 5% 或 10% 葡萄糖溶液中静脉滴注。

胰高血糖素 0.5 ~ 1.0mg 肌内注射或静脉注射。

第三章　先天性心脏病

第一节　房、室间隔缺损

一、房间隔缺损与卵圆孔未闭

房间隔缺损（ASD）是指房间隔上的异常孔道，造成左右心房直接相通的先天性心脏畸形。房间隔组织发育正常，但继发放间隔与原发放间隔在卵圆窝上端未融合者称卵圆孔未闭（FO）。FO虽可使左右心房相通，但由于活瓣作用不形成心内分流，不产生血流动力学异常。房间隔缺损是最常见的心脏畸形之一，占先天性心脏病的 10%～20%，女性发病多于男性，女性与男性发病率之比为（2～3）：1。房间隔缺损可单独存在，亦可合并其他心脏畸形存在。

（一）临床表现

1. 症状

大多数患者早期无症状。无症状期可持续数十年，患者往往在常规体检时发现心脏杂音。一旦出现症状，主要表现为活动后心悸、气促及易于疲劳，反复引发呼吸道感染。年龄较大的患者，可因阵发性房性心动过速或心房纤颤而出现心悸。有时可有一些不典型表现。明显的发绀可引起患儿家长的注意而就医，发绀为下腔型 ASD，有较多的腔静脉血进入左心房所致，但临床上罕见。新生儿巨大 ASD 患者也可出现发绀，啼哭时加重。这是由于婴儿出生后肺循环阻力较高，出现右向左分流所致，随着肺循环阻力逐渐下降，转变为左向右分流，发绀也随之消失。病程晚期可继发肺动脉高压，导致右向左分流，患者出现发绀。

2. 体征

随着年龄增长，ASD 患者的右心室逐渐扩大，使相邻的胸骨、肋骨及肋间隙膨隆饱满。触诊时可发现收缩期抬举性搏动。

心脏听诊方面可有肺动脉瓣区第三心音亢进和第三心音固定性分裂，对诊断有重要意义。胸骨左缘第 2、3 肋间可闻及 II ～ III 级柔和的肺动脉瓣收缩中期血流性杂音。该杂音是因大量血流通过肺动脉瓣而形成相对狭窄所致，并非血液经房间隔缺损分流所致。出现重度肺动脉高压后，第三心音亢进明显，但第三心音分裂可见变窄或消失，肺动脉瓣区收缩期杂音也可见减轻。少数患者因 ASD 较大，大量血流通过三尖瓣口进入右心室，使三尖瓣呈相对性狭窄，三尖瓣听诊区可闻及滚筒样舒张期杂音。由于右心室扩大后导致三尖瓣相对性关闭不全，极少数病例胸骨左缘第 4、5 肋间可闻及收缩期杂音。发生右心衰竭时，心脏显著增大，颈静脉怒张，肝大，常伴有腹水和下肢水肿。

3. X 线胸片

主要表现为心脏扩大，尤为右心房和右心室最明显，这在右前斜位照片中更为清晰；肺动脉段突出；肺门阴影增深，肺叶充血；主动脉结缩小。此外，一般病例并无左心室扩大，可与室间隔缺损或动脉导管未闭鉴别。

4. 心电图检查

典型的房间隔缺损常显示 P 波增高，电轴右偏，大部分病例可有不完全性或完全性右束支传导阻滞和右心室肥大，伴有肺动脉高压者可有右心室劳损。

5. 超声心动图

超声心动图是目前诊断房间隔缺损最主要和最有价值的方法。心脏超声检查能够准确地探明缺损的位置、大小、分流量、肺动脉压力及合并畸形。

（1）多普勒超声心动图：可确定分流束的部位并测量其宽度、分流量以及右室和肺动脉压力；发现左房内血流穿过房间隔进入右房，形成分流束，在整个心动周期持续存在，而速度较慢。三尖瓣和肺动脉血流速度加快，二尖瓣和主动脉血流速度减慢。在右心房和右心室流出道内，可分别出现三尖瓣和肺动脉瓣反流信号。

（2）二维超声心动图：可确定 ASD 的部位并测量其大小。检查时表现为房间隔回声中断，室间隔与左心室后壁呈同向运动，右心房和右心室扩大，主肺动脉增宽，三尖瓣活动幅度增大。

（3）经食管心脏超声：适用于所有怀疑房间隔缺损而不能明确诊断者。可清晰显示房间隔缺损类型、部位及大小。

6. 心导管检查

绝大多数病例用无创伤性方法即可明确诊断，不需要进行心导管检查。对于合并肺动脉高压患者，应用右心导管检查直接测量肺动脉压力增高程度，计算肺血管阻力仍是明确是否具备手术适应证和评估手术预后的一种不可替代的方法。合并肺静脉异位引流的患者，应行右心导管检查和左心房造影，可以明确诊断。老年患者则应进行选择性冠状动脉造影。右心导管检查右心房平均血氧含量超过上下腔静脉平均血氧含量 1.9mL/dL 以上即有诊断意义。判断伴有肺动脉高压的患者是否具备手术适应证是一个特殊问题，因为在房间隔缺损患者即使出现 Eisenmenger 综合征及心房水平右向左分流时，肺动脉压也极少超过体循环动脉压的 2/3，所以最可靠的判断标准是根据心导管测定的数据和氧消耗量计算出，经过体表面积标准化的肺血管阻力。一般认为，如静息状态下肺血管阻力大于或等于 $8U/m^2$，则不宜手术；如应用血管扩张剂或吸入 100% 氧，肺血管阻力能降至 $7U/m^2$ 以下可考虑手术，手术后肺血管阻力有可能下降。否则，即使闭合了房间隔，肺血管阻力还会继续升高，房间隔完整无缺的情况下，不能通过心房水平的右向左分流缓解右心压力，患者更难以耐受，反而缩短患者寿命。

（二）诊断和鉴别诊断

如上所述，房间隔缺损的诊断一般不难。根据临床症状、听诊发现、放射线胸片、心电图检查和超声心动图往往可以明确诊断。15% ~ 20% 的房间隔缺损病例，伴有其他先天性心脏病，如肺动脉瓣狭窄、右肺静脉异位回流、二尖瓣狭窄等，应于手术前做出明确诊断。

在鉴别诊断方面，首先应和原发孔缺损型鉴别，这一点非常重要，关系到手术时基本方法的选用。原发孔缺损的患者，症状出现较早而且严重，多见于小儿或少年时期。心电图在鉴别诊断上有重要意义。房间隔缺损伴有肺动脉瓣狭窄（法洛三联症）约有 10%。房间隔缺损的患者常发生肺动脉高压，致使肺动脉扩大，其瓣口处相应狭窄，产生收缩期杂音与第 2 音亢进和分裂。如伴有肺动脉瓣狭窄，其收缩期杂音更加响亮而粗糙，并常能触及收缩期震颤，但肺动脉第 2 音反而减弱，甚至消失，这都可作为鉴别诊断的要点。

有 Lutembacher 综合征的病例，除有房间隔缺损体征外，在心尖区可听到明显的第一心音亢进、舒张期杂音和开放拍击声，放射线照片可显示左心房扩大等。

此外，房间隔缺损亦应和其他先天性心脏病鉴别，如室间隔缺损、动脉导管未闭等，这些病例虽也能引起肺部充血和肺动脉压力增高，但多数都有左心室肥大，左心室负荷过重的表现，除了听诊心脏杂音特点不同之外，放射线和心电图检查可帮助鉴别诊断。

（三）手术适应证

无并发症的 ASD，有右室容量负荷过重的表现，是手术治疗的适应证。最佳手术年龄为 5 岁以下。因右室容量负荷过重的有害作用，还可考虑将手术年龄提前到 1 ~ 2 岁。然而，并不是每位患者都有机会早期手术，往往在年龄较大时才得到明确诊断。年龄很小或年龄很大都不是手术禁忌证。

严重肺血管病变，当静息时肺血管阻力升高到 8 ~ 12U/m^2，使用肺血管扩张剂也不能降至 7U 以下，即为手术禁忌证。这种情况见于 Qp/Qs=2，肺动脉压升高后，静息时 Qp/Qs < 1.5 的患者。

老年患者，尤其是 50 岁以上，死亡率及肺血栓发生率均高，但也应争取手术。年龄大、合并三尖瓣或二尖瓣关闭不全，不是手术禁忌证。在闭合 ASD 的同时予以修复即可。合并心力衰竭者应先控制心衰，病情改善后再行手术治疗。合并心内膜炎者，应在感染控制后 3 ~ 6 个月内手术。

（四）手术方法

1. 基本方法

ASD 闭合手术常规在体外循环下进行。患者取仰卧位，背部略垫高，常规采用胸骨正中切口。考虑到胸骨正中切口皮肤瘢痕的外观，近年来不少国内外学者提倡采用美学切口。有的学者采用双侧第 4 肋间乳房下皮肤切口，向上下掀开皮瓣，再纵行正中劈开胸骨。更多的学者采用右胸切口，手术简单易行，但 PDA、PS 等经右胸切口难以处理的畸形除外。采用右前外侧开胸切口时，患者仰卧，右侧抬高 40° ~ 45°，右上肢在肘部弯曲，前臂悬吊在手术台头侧的支架上。第 4 肋间切开皮肤，前端止于胸骨外缘，后至背阔肌边缘。经第 4 或第 3 肋间进胸。

切开心包，心包的切缘以粗丝线固定于皮肤切口上。于心包内游离上、下腔静脉，并环绕套带，插升主动脉供血管，经右心耳和右心房壁分别插上、下腔引流管。为缩短手术时间和减少低温对全身的影响和不良作用，一般不必全身降温，常规采用在常温体外循环下进行房间隔缺损修补术。也可在浅低温下手术。如有左上腔静脉，要游离并置阻断带，可经右心房壁及冠状静脉窦口插入左上腔引流管，并连接人工心肺机。经右上肺静脉根部安置左心房引流管。

在置好右心耳荷包缝线，套好橡胶阻断管，尚未行上腔静脉插管前，可经荷包线内切开心耳，伸入左手食指探查 ASD，同时探查肺静脉入口部位，三尖瓣及二尖瓣关闭不全的有无及其程度等。

阻断升主动脉，经主动脉根部灌注冷心脏停搏液，心包内以冰屑、冰盐水降温。近年来，不少学者为更好地保护心肌，主张采用不阻断主动脉，不灌注心脏停搏液和心脏局部置冰屑的方法，只阻断上下腔静脉，切开右房壁闭合 ASD 的手术技术，取得了良好的效果。

右心房作斜切口，向后延长切口时注意避开窦房结。心房切口边缘以细丝线缝合固定。用心内吸引器吸引左房流入右房的血液时，只需配合缝合操作清楚显露 ASD 边缘即可，切忌伸入左房内吸引，使空气进入左房，造成术后气栓的危险。如疑有二尖瓣关闭不全，需仔细检查二尖瓣，实属例外，但应注意心内操作完毕后彻底排净左房内气体。

2. 中央型 ASD 的修补

ASD 小于 2cm 者，可直接缝合。确定是否用直接缝合法，关键要看缝合后有无张力，张力牵拉可导致术后心律失常或造成残余 ASD。缝合 ASD 左缘时不要进针过远，以免损伤或牵拉传导束，也不要钳夹或刺激 Koch 三角内的传导组织。可用 3-0prolene 或无创伤线，一头针从 ASD 下端开始连续缝合至上端，另一头针沿原缝线方向交叉跨线缝合。缝至上端时用血管钳撑开缝合口，停止左心房引流，由麻醉师膨肺，或用生理盐水充满左心腔，充分排气后立即收紧打结。

ASD 较大者，宜采用心包片或涤纶织片修补。补片应略小于 ASD，通常用 4-0 prolene 线连续缝合法。缝合结束前停止左心房引流，充分排气后打结，关闭 ASD。

3. 下腔型 ASD 的修补

下腔型 ASD 的特点是左心房后壁构成 ASD 的后缘，下腔静脉入口与 ASD 边缘相连，注意切勿将下腔静脉瓣误认为 ASD 的边缘，避免将下腔静脉融入左心房，造成大量右向左分流。宜先在 ASD 下缘左心房壁作半个荷包缝合，然后行连续缝合或用补片修补。

4. 上腔型 ASD 的修补

手术中应向两侧剪开心包反折，充分显露上腔静脉。肺静脉与上腔静脉的异常连接可于心外探知。上腔静脉插管应高于异常连接处。修补 ASD 时应将所有肺静脉都隔于左心房侧。可分别控制上腔静脉及其静脉，或结扎奇静脉。尽可能靠近头侧置上腔静脉阻断带。应注意检查有无左上腔静脉，及时游离并套带，以备阻断。因 ASD 靠近头侧，需切断界嵴将切口向上腔静脉延伸。如右上肺静脉引流至上腔静脉的位置较高，宜作右心房后位切口，可获得极好显露。如 ASD 较小，可将其扩大。用心包片将来自肺静脉的血先导入 ASD，再引入左心房。另用心包片修补右心房切口，并扩大上腔静脉，避免术后狭窄。

5. ASD 合并部分性肺静脉异位连接

应在闭合 ASD 的同时，将肺静脉开口融入左心房。可采用自体心包片，绕过肺静脉入口上缘及右侧缘缝合，使肺静脉血液通过 ASD 引流入左心房。

6. 经胸小切口超声引导下封堵房间隔缺损

近年来，已有多家单位成功开展超声引导下经胸右前外侧小切口封堵房间隔缺损手术。其优点是创伤小，不需体外循环，避免射线下操作，花费也低于心导管介入封堵术。其基本治疗原理及效果与心导管介入封堵相同，适应证相似，但可放置更大口径的封堵器，适用于中央型房间隔缺损。具体方法是在右前外侧第 3 或 4 肋间做 5cm 左右的皮肤切口，进胸后悬吊心包，在右心耳缝荷包，选择口径合适的封堵器，在经食管心脏超声的引导下由荷包送入封堵器封闭缺损。

（五）术后处理的特点

大多数患者术后处理常规与一般体外循环术后处理相同，此外尚需格外注意容量负荷不能过大。有些老年患者在 ASD 修补术后早期几小时内左房压明显升高（可达 20 ~ 25mmHg），原因可能是长期病程、合并冠状动脉疾病、高血压或术前未能估计到的二尖瓣关闭不全造成的左心室收缩、舒张功能受损。如 ASD 术后出现严重肺静脉高压征象，需要立即行超声心动图或左心室造影检查，如显示为严重二尖瓣关闭不全，可能需要行二尖瓣置换术。35 岁以上的患者在 ASD 修补术后可能发生肺动脉或体循环动脉栓塞，因此应在术后第 2 天晚上开始口服华法林进行抗凝治疗，持续至术后 8 ~ 12 周。老年患者伴心房纤颤时栓塞发生率尤高，术后应终身进行抗凝治疗。

二、室间隔缺损

先天性心室间隔缺损（VSD）是指由于胎儿期心脏发育异常而导致室间隔组织部分缺损引起左、右心室间交通的一种先天性心脏病。可单独存在，也常常作为复杂先天性心脏病的组成部分，本文仅对单纯性室间隔缺损进行阐述。室间隔缺损是最常见的先天性心脏病之一，其发病率为 0.15% ~ 0.2%，占先天性心脏病的 40% 左右。

（一）临床表现

1. 症状

小的缺损分流量少，一般无明显症状；中等大小的缺损，婴儿期常易反复引发呼吸道感染，伴有多汗、心动过速、活动后心悸气促等症状；大型缺损者，小儿喂养困难，生长发育延迟，肺部感染和充血性心力衰竭尤为显著，二者互为因果，病情发展快；当肺动脉阻力增高，分流量减小后，肺部感染和充血性心力衰竭的发生次数减少，而呼吸困难、心悸则明显，可有咯血症状；大龄患儿合并严重肺动脉高压，则可出现活动严重受限、发绀等症状。

2. 体征

小的室间隔缺损在胸骨左缘 3 ~ 4 肋间可闻及收缩期杂音，部分可伴震颤；中至大量分流的室间隔缺损患儿多瘦小、呼吸急促，颈外静脉充盈、心前区隆起、心界扩大，心前区弥散性搏动，震颤明显，除可在胸骨左缘 3、4、5 肋间闻及收缩期杂音外，还可在心尖部闻及舒张期杂音（此为二尖瓣口血流量增加所引起），肺动脉瓣区第 2 音亢进；合并严重肺高压患者，心脏杂音轻微或消失，但肺动脉瓣区第 2 音明显亢进，伴发绀。

3. 辅助检查

（1）胸部 X 线片

小的室间隔缺损胸片可能正常；中等或大缺损的典型表现为心影增大，侧位片以左心室增大为主，肺动脉段突出，肺血管影显著增粗增多；晚期肺动脉高压患者肺动脉段明显突出，肺门区血管影增粗明显而外周肺野血管影稀疏或消失，即所谓残根样变。

（2）心电图

小缺损可能正常；典型者表现为左室扩大改变，出现右室肥厚改变反映肺动脉阻力增加明显。

（3）超声心动图

是确诊室间隔缺损的主要方法。彩色多普勒超声可准确地测定缺损的部位、大小、分流方向、房室结构改变（增厚和扩大）与瓣膜情况，并能计算出肺动脉压力；还可发现合并畸形，如动脉导管未闭、房间隔缺损、主动脉瓣脱垂、主动脉缩窄、肺动脉瓣狭窄等。

（4）心导管与心室造影

右心导管可准确地测出肺动脉压力、分流流量和肺血管阻力。适用于合并严重肺高压的患者，为是否可进行手术治疗提供依据。左心室造影轴向投影可准确地显示室间隔缺损的位置。主动脉造影有助于显示动脉导管、主动脉瓣脱垂和主动脉缩窄等合并畸形，但超声检查基本可代替。

4. 诊断和鉴别诊断

依据体征和心脏超声检查结合心电图、X线胸片多可确诊本病。同时应注意有否主动脉缩窄、动脉导管未闭、主动脉瓣脱垂等合并畸形存在。

（二）手术治疗

1. 手术适应证

（1）有临床症状者。

（2）虽无明显症状，但已有心、肺继发改变的客观证据者。如心电图显示心室肥厚，X线胸片显示心脏增大和肺血增多，心脏超声显示心室增大、肺动脉压增高，心导管显示肺循环血量/体循环血量大于2∶1，或肺血管阻力增加大于4Wood单位。

（3）干下型缺损：一般不能自愈，且随着病程延长可继发主动脉瓣脱垂、关闭不全，一经发现应尽早手术。

（4）室间隔缺损合并其他心脏畸形。

2. 手术时机的掌握

由于婴儿期手术风险较大，且月龄越小体外循环手术风险越大，所以需在生后3～6个月内手术，治疗者限于那些巨大室间隔缺损合并心衰、肺炎反复发作的患者。部分病情危重，不能耐受一期手术者，可在新生儿期至3个月内行肺动脉环缩术，待稍大后再行缺损修补术。中等以上缺损，肺动脉高压进展迅速，达到中度以上者，当考虑在6～12个月内手术治疗。其他有症状或有心肺继发改变的患儿可择期在幼儿期（1～2岁）手术。

由于单纯室间隔缺损可能自然闭合，尤其是婴儿期，有相当数量的膜周部小缺损可自然闭合，幼儿期到学龄前仍有部分患儿可自愈，之后则甚少自愈。故无症状且临床检查亦无明显心、肺继发改变者可长期随诊或随自愿在学龄前手术治疗。

3. 手术禁忌证

（1）Eisenmenger综合征：表现为中心性发绀、心脏收缩期杂音消失，静息时肢端无创血氧饱和度测定小于95%，X线胸片示，肺血管呈残根样变，心电图示右心室肥厚，多普勒心脏超声显示心内分流以右向左分流为主。

（2）肺血管继发改变严重的重症肺动脉高压：心导管提示肺循环阻力/体循环阻力（Rp/Rs）大于1∶1，肺循环血量/体循环血量（Qp/Qs）小于1∶1，或肺循环阻力大于12Wood单位。这类患者即使手术存活，由于肺血管阻力高、活动耐量受限明显，生活质量并未能有效提高。而缺损修补后由于关闭了右心减压通道，反引起右心衰发作，甚至可缩短其自然寿命。需强调的一点是，目前不同的心脏中心对室间隔缺损合并重症肺动脉高压患者手术适应证的把握不尽相同，尚未有统一的公认标准。学者建议手术决策应持更为谨慎的态度。

4. 术前准备

有肺部感染者，应有效控制感染后手术；心衰应纠正；感染性心内膜炎应控制感染后3~6个月再手术；伴肺动脉高压者，术前可应用前列腺素E降低肺动脉压力，以利症状控制，改善全身状况。其他术前准备同一般体外循环手术。

5. 手术方法

（1）基本要求

修补可靠、不遗留空隙，同时不能损伤房室传导组织、主动脉瓣、肺动脉瓣、三尖瓣等邻近组织。

（2）基本方法

①切口：常规采用胸部前正中切口进胸。对手术经验丰富者，也可选择各种小切口进胸。常用的小切口有胸骨下段正中切口，皮肤切口自乳头水平至剑突，胸骨劈开至胸骨角水平，适于胸骨柔软的小儿患者，较大患儿可于胸骨角水平横断胸骨左半侧以利显露。该切口可方便延长为常规正中切口。此外，还可采用右胸前外侧切口，该切口与正中切口相比位置较隐蔽，且不会导致术后鸡胸，有一定的美观效果。方法是患者左侧卧位，左腋下垫高，在右腋前线与第6肋间交点至腋后线与第3肋间交点连线做弧形切口，经第4肋间进胸。

②探查：在建立体外循环前应仔细探查。首先看升主动脉和主肺动脉的大小，明显增粗的主肺动脉提示肺动脉高压较重，过于细小的升主动脉提示可能合并左心室流出道梗阻性病变，主动脉荷包不宜过大以免造成主动脉狭窄；其次应触摸心表及肺动脉震颤，从震颤的位置可大致判断室间隔缺损的位置，有助于心脏切口的选择；此外，对上腔静脉细小者应探查是否存在左上腔静脉；对合并动脉导管未闭者，应在修补缺损前先予以处理。

③各类型室间隔缺损的修补方法：

膜周部缺损：一般距房室沟上方 1 ~ 1.5cm 做平行切口切开右心房，经卵圆孔位置安放左心引流。牵开三尖瓣前瓣可显露缺损全貌，上缘显露困难者可平行或垂直三尖瓣瓣环切开三尖瓣或遮盖缺损的腱索及乳头肌。缺损较小，周边有纤维边缘者可直接缝合关闭。大于 5mm 的缺损多需补片修补。修补材料可选取新鲜自体心包片，也可剪取形状相同而稍大涤纶片或聚四氟乙烯补片修补，以免局部张力过大而撕脱缝线导致残余分流。缝合方法可采用间断褥式缝合、连续缝合或间断加连续缝合修补，缺损显露条件较差的可采用间断褥式缝合以利显露。不论哪种缝合方法都应避开希氏束，常用超越缝合法和转移针技术可最大限度地保证安全缝合。超越缝合法是指修补缺损后下缘时缝针部位与缺损边缘保持一定的距离以策安全，一般缝于距缺损边缘 5 ~ 7mm 的心肌并保持在右室面，不可超过室间隔厚度的 50%。转移针技术是指缝合缺损后下缘与三尖瓣隔瓣根部的移行区域时，采用双头针进针跨三尖瓣根部纤维组织与移行部的肌性组织缝合，使二者之间的过渡转移处不遗留空隙，可有效避免残余分流发生。

隔瓣后缺损：位居三尖瓣隔瓣后，属膜周缺损的一种。有时需切开隔瓣方能显露全貌。缝合右下缘时应距边缘大于 5 ~ 7mm，以免损伤传导组织。其他部分的缝合方法同膜周部缺损。

干下缺损：一般经肺动脉或右室流出道切口修补。沿肺动脉环上 1cm 横行切开肺动脉前壁或在右室流出道切口，检查缺损上缘与肺动脉瓣及主动脉瓣根部的关系。干下缺损一般不宜直接缝合，准确估计缺损大小，剪取补片修补。缝合时常需经肺动脉瓣窦内进针间断褥式缝合数针后，其余边缘可连续缝合。也可全周连续缝合，其上缘在肺动脉瓣窦外缝合于肺动脉瓣环。干下缺损合并主动脉瓣脱垂一般在修补完成后可得以纠正，主动脉瓣叶变形严重者仍会存在瓣膜关闭不全，尚需切开主动脉进行瓣膜成型。

嵴内型缺损：采用右室流出道横切口，缺损四周均为肌肉组织，距传导组织较远，损伤传导组织的机会甚少。5mm 以上缺损应补片修补，以尽量减少心肌撕裂的机会。

肌部缺损：多数可经右心房切口修补，也可经右心室修补。可分别修补各个缺损也可采用大的补片一次修补全部或多个缺损。修补完毕需认真检查是否有遗漏的多发缺损，以及是否有残余分流。

不论修补哪种类型的室间隔缺损都应充分暴露缺损全貌，遵循"一不漏"（无残余分流）和"二不伤"（不损伤传导组织和邻近瓣膜）的原则。

④合并畸形的处理：室间隔缺损常见合并畸形如动脉导管未闭、主动脉瓣关闭不全等需同期处理。

合并动脉导管未闭者需优先处理导管再按常规修补室间隔缺损：于建立体外循环前游离结扎导管，对肺影响小，可有效减少肺部并发症，尤其适用于婴儿患者；导管游离有困难时以及合并肺动脉高压患者可在建立体外循环后于并行循环下游离结扎动脉导管，以策安全。游离动脉导管时应紧靠肺动脉侧进行，以免伤及喉返神经和主动脉；也可于心脏停搏后，在深低温、低流量灌注下纵行切开肺动脉缝闭动脉导管开口；术前漏诊动脉导管，如未能在术中及时发现处理，则会因术中肺循环灌注过多和体循环灌注不足而导致肺水肿、肺出血、呼吸衰竭等严重后果以及各种严重的全身并发症，故术中开胸后的探查务必仔细，尤其应注意探查肺动脉表面的震颤，往往提示动脉导管存在。术中心脏阻断后，如有不明原因的左心回血量过多，应高度警惕动脉导管的存在，需尽快切开肺动脉进行探查，尽早处理。

合并主动脉瓣关闭不全几乎是干下型缺损和大的膜周嵴下型缺损：因为主动脉瓣右冠瓣位于室间隔缺损后上缘，缺乏有效支撑而脱垂，加上左向右分流的高速血流的冲击作用而致关闭不全发生。随着病程延长，脱垂瓣叶变形加重，关闭不全程度随之加重，因此主张尽早手术。轻度主动脉瓣关闭不全一般不需特别处理，修补室间隔缺损后，因补片的承托作用可获纠正。中度以上主动脉瓣关闭不全则需手术修复，其中大多可采用主动脉瓣成形术，少数瓣膜病变严重者需要替换主动脉瓣。常规的成形方法是脱垂瓣叶的折叠和悬吊术。在三个瓣叶的结节处做牵引缝合，提拉瓣叶，使三叶的边缘在同一水平，将脱垂瓣叶的多余部分折叠固定于瓣根部交界区的主动脉壁，也可折叠缝合在相邻的瓣交界。不论怎样缝合均需应用涤纶片或心包片等垫衬，以防撕裂；也可将脱垂瓣叶游离缘中段做楔形切除，再连续缝合，最后用聚丙烯酰胺缝线做主动脉瓣环缩。有资料报道，这一方法的近远期效果优于常规处理方法。心脏复跳后须用食管超声检查瓣膜情况，成形效果差者需做换瓣处理。

6. 术后处理

室间隔缺损修补术后处理常规与一般体外循环术后处理相同。合并严重肺动脉高压患者的处理以预防肺高压危象发作为重点。首先术后早期应合理调控呼吸机，以轻度呼吸性碱中毒为宜，避免高碳酸血症，血液酸性的 pH 易使肺血管痉挛发生。其次，适当延长呼吸机应用时间，并充分镇静避免躁动。可选用芬太尼镇静，避免应用吗啡，因后者可收缩肺血管，常与肌松剂联合应用。此外，还要尽量避免具有 α 受体作用的儿茶酚胺类强心药剂量过大。静脉应用前列腺素和吸入一氧化氮可有效降低肺动脉压力。

7. 室间隔缺损术后并发症

（1）缺损再通

常见的原因有于下型缺损修补上缘时肺动脉瓣根部缝合位置不当造成肺动脉瓣撕裂；膜周部缺损时，后下角或右上角转移针处留有空隙；假性膜部瘤有多个外口，有遗漏未缝合；个别缝线撕脱；显露不佳状况下缝合造成针距过大。残余分流应尽量在术中发现和处理。术后发现者可予观察，小的分流多可自闭，大的分流需再次手术修补。

（2）肺动脉高压危象

肺动脉高压病例，术前应严格控制肺部感染，术后注意避免缺氧发生，充分镇静、肌松以避免躁动，适当延长辅助呼吸时间，静脉应用前列腺素和吸入一氧化氮降低肺动脉压力，本症多可防止。

（3）Ⅲ度房室传导阻滞

在解剖上准确掌握各类室间隔缺损与传导束的关系是防止发生的关键。术中应避免对危险区的过度牵拉、钳夹和用力吸引。心脏复跳后，如发现发生Ⅲ度房室传导阻滞可应用阿托品或异丙肾上腺素等药物以加速房室传导，如药物治疗无改善则应考虑缝合损伤，拆除可疑缝线重新缝合。术后出现不完全房室传导阻滞，心率减慢者应安放心表起搏导线，应用临时起搏器。超过 1 个月不能恢复者一般不可恢复，应进行心脏电生理检查，并考虑安放永久起搏器。

（4）主动脉瓣关闭不全

修补干下型和膜周型缺损时，有可能误缝或损伤主动脉瓣导致关闭不全发生。如术中发生不明原因的复跳困难、左心胀满，压力增加明显或脉压过大等情况应考虑医源性主动脉瓣反流，须立即拆除相关缝线，修复受损瓣叶。

三、房室隔缺损

房室隔缺损也被称为心内膜垫缺损和房室管畸形。后二者都是根据胚胎发育过程而命名，对临床而言房室隔缺损似乎更为确切。房室隔缺损包含了一组心脏畸形，其总的特征为房室瓣平面上方和下方的左右心间隔组织缺损，房室瓣也有不同程度的畸形。

（一）临床表现

1. 症状

部分性房室隔缺损，二尖瓣关闭不全，程度轻者儿童期可无明显症状。中度到重度二尖瓣关闭不全者，症状出现较早，有活动受限，甚至心力衰竭症状。

完全性房室隔缺损往往1岁以内即有明显症状，甚者新生儿期即有进行性心力衰竭。临床出现呼吸困难、生长发育不良、喂养困难、营养不良等症候。

2. 体征

部分性房室隔缺损患者，可在胸骨左缘2、3肋间闻及收缩期杂音及第2心音固定分裂，此杂音由左向右分流而产生肺动脉瓣相对狭窄所致，有肺动脉高压者肺动脉瓣第三心音亢进。心尖部可闻及二尖瓣反流的收缩期杂音。婴儿在有二尖瓣重度关闭不全时，可有心动过速、肝大等心衰表现。

完全性房室隔缺损，除上述体征外，心前区还可闻及房室瓣关闭不全的反流性杂音和室间隔缺损的分流性杂音。出现静息发绀者表明肺动脉高压严重，已形成 Eisenmenger 综合征。

3. 辅助检查

（1）胸部X线片：部分性房间隔缺损、二尖瓣关闭不全程度轻者，表现如同大的继发孔房间隔缺损。右房增大，肺动脉段突出，肺血管纹理增粗增多。

完全性房室隔缺损心影明显增大，肺动脉段突出更加明显，肺血明显增多，左、右心房增大，同时可伴左、右心室增大。

（2）心电图：完全性房室隔缺损表现为左右心室肥厚，均有一度房室传导阻滞，部分性房室隔缺损往往有右心室肥厚和右束支传导阻滞。

（3）超声心动图：超声心动图对房室隔缺损有确诊价值。能显示房间和室间交通、左心室流出道延长、房室瓣畸形等。

（4）心导管和造影：目前心导管和造影已不作为房室隔缺损的常规检查。心导管术可测定肺动脉压力、计算肺血管阻力。

4. 自然病史

完全性房室隔缺损多在幼儿期夭折，部分性房室隔缺损自然病史相对较好。

（二）手术治疗

1. 手术适应证

此类畸形无自愈机会，故均应手术治疗。

部分性房室隔缺损患者，症状不明显者，可择期于 1 ~ 2 岁手术，此时房室瓣功能尚良好，延期手术则二尖瓣叶增厚变形，影响手术效果。有二尖瓣关闭不全体征者，无论有无症状均应考虑尽早手术。症状明显者须尽快手术。

完全性房室隔缺损心衰反复发作者，应在生后 2 ~ 3 个月内手术。一般情况较好者尽量在生后 3 ~ 6 个月内手术，手术死亡率低于生后 7 ~ 12 个月者。

2. 手术禁忌证

（1）严重肺动脉高压患者。肺血管阻力大于 $10U/m^2$，或肺 / 体循环阻力比值大于 0.7 属手术禁忌。

（2）完全性房室隔缺损合并法洛四联症。由于肺动脉发育极差，不适合根治性手术，仅可做减状手术。

3. 术前准备

（1）控制心力衰竭，改善心功能。

（2）严重肺动脉高压患者给予吸氧、前列腺素 E、一氧化氮等降低肺阻力。

（3）防治呼吸道感染。

4. 手术方法

（1）基本要求

闭合原发孔房间隔缺损和（或）室间隔缺损而不产生心脏传导阻滞；将房室瓣分为二尖瓣和三尖瓣两部分，尽量减少术后二尖瓣关闭不全。

（2）基本方法

胸部正中切口进胸，游离胸腺并做大部切除，偏右心房侧切开心包，保留大块心包修复原发孔房间隔缺损用。部分性房室隔缺损多可在 1 岁以上手术，采用中度低温（25 ~ 26℃）体外循环。完全性房室隔缺损需在婴儿期 3 ~ 6 个月内手术，采用深低温（18 ~ 20℃）体外循环。经右心房平行房室沟的切口仔细做好心内探查，明确房间隔缺损、室间隔缺损及房室瓣畸形的具体状况。还要探查有无二尖瓣双瓣口、左侧单一乳头肌、主动脉瓣下狭窄等情况。

（3）部分性房室隔缺损的矫治

绝大多数有大的原发孔房间隔缺损和二尖瓣裂隙。向左心室注入冰盐水，观察瓣膜对合状况有无瓣叶脱垂以及反流状况。二尖瓣关闭不全多发生在裂隙部位，因此先缝合二尖瓣裂隙，从瓣叶根部直至邻近瓣口中心的第一组腱索附着处。应用4-0或5-0聚丙烯酰胺缝线间断缝合，务必保证在自然状态下将二尖瓣裂隙完全对齐缝合。在二尖瓣裂隙缝合后，有瓣环扩大产生瓣口中心反流者，可在两侧瓣叶交界做带垫片的褥式缝合，缩小二尖瓣环纠正关闭不全；有二尖瓣瓣叶脱垂者，折叠缩短相应腱索。术毕反复注水试验检验成形效果，最后用探条测量二尖瓣开口大小，防止二尖瓣狭窄发生。

二尖瓣修复完善后，修补原发孔房间隔缺损。修补缺损可选用自体心包片或涤纶片。使用涤纶片时，如果二尖瓣关闭不全纠正不完善，可因二尖瓣反流冲击形成搓衣板样效应而导致溶血，在手术后发生溶血性贫血。故我们主张用自体心包片，以减少贫血的发生。补片的大小，应稍比缺损小些，缝合后有利于缩小房室环，对大瓣裂口的缝合，有牵拉作用，防止大瓣缝线的撕裂。修补原发孔缺损时，必须重视避免房室传导束的损伤，发生传导阻滞，为避免损伤应注意：

①熟悉房室传导束的行程：在原发孔缺损的患者，房室结向后下方移位，靠近冠状窦口。它发出的传导束总干较短，在三尖瓣环与缺损之间到达房室环中点前进入室间隔。因此，把冠状窦口到房室环中点（大瓣裂缺处）的缺损边缘视为危险区。

②进针要浅：修补原发孔缺损时，应从大瓣裂口缝合处（房室环中点）开始。用40号线先作间断褥式缝合，穿过二尖瓣根部的室间嵴缝于补片上，再沿大瓣的背瓣叶处室间嵴左侧和缺损边缘到冠状窦入口处作间断缝合。缝针偏向缺损边缘的左方，进针要表浅，不宜过深，但缝针间距要近些。然后，从房室环中点室间嵴缝起，沿逆钟向与补片作连续缝合或褥式缝合，使补片缝于缺损的左侧缘。

（4）中间型房室隔缺损的矫治

此型大致有两种情况。

①有原发孔房间隔缺损和二尖瓣裂隙，有两个房室环，房室瓣下方有室间隔缺损。术中仔细探查瓣下室间隔缺损的形态和数目。如为小缺损从室间隔嵴右室面到二尖瓣根部作间断褥式缝合闭合缺损。如为多个缺损或缺损较大或局部有较多瓣下腱索附着者，应改按完全性房室隔缺损修补。

②有原发孔房间隔缺损和二尖瓣裂隙，有一个房室瓣口，但前后桥瓣与室间隔嵴之间大部分融合，仅在中心部分留有小室间隔缺损，可在室间隔嵴右室

面间断褥式缝合 1 ~ 2 针闭合室间隔缺损，其余修补方法同部分性房间隔缺损。

（5）完全性房室隔缺损的矫治

有双片修补法和单片修补法，远期随诊发现单片修补房室瓣脱落和残余反流发生率高于双片法，且双片修补术中显露和操作更方便，在此仅介绍双片修补法。

① A 型：左心室注水试验，寻找前、后桥瓣的最佳对合点，此点作为前后桥瓣分为左右侧房室瓣的交界标志。剪取聚四氟乙烯补片，稍宽于室间隔缺损，高度相等。应用 4-0 或 5-0 带垫片聚丙烯酰胺缝线间断褥式缝合将补片固定于缺损下缘的室间隔嵴右室面。为避免传导阻滞，缺损下缘后半部分要采用超越缝合法。然后，应用间断褥式缝合将左侧前后瓣叶与剪裁好的自体心包片一起呈三明治式缝合至室间隔补片的上缘。间断缝合二尖瓣裂隙，注水试验测试二尖瓣反流情况。右侧前后瓣叶根部固定在自体心包片上，使三尖瓣关闭完全。继续用自体心包片完成原发孔房间隔缺损修补。

② C 型：此型手术成功的关键在于将前、后桥瓣准确地分为左、右房室瓣，保持二尖瓣和三尖瓣口大小正常。测量房室瓣关闭情况，找到前、后桥瓣的左右侧分界点，沿室间隔嵴平面偏右侧剪开前后桥瓣。修补室间隔缺损方法同 A 型者，然后依次修补二尖瓣、三尖瓣和原发孔缺损。

5. 手术注意事项

（1）修复二尖瓣关闭不全是房室隔缺损手术的关键之一。因此，术中首先要尽量保存二尖瓣左上瓣叶和左下瓣叶的完整性。常规缝合二尖瓣裂隙，少数还需加用瓣环成形术。应用食管超声检测二尖瓣修复效果。

（2）避免房室传导阻滞发生。由于房室隔缺损时房室结和希氏束下移，位于冠状静脉窦口和室间隔嵴之间，注意避免损伤。

（3）避免二、三尖瓣瓣口狭窄。

（4）常规安放起搏导线备用。

6. 术后处理

除按体外循环心内直视手术常规处理外，完全性房室隔缺损术后应严密监护 48 ~ 72h，有时尚需延长至 5 ~ 7d。应用正性肌力药物的同时须适当加用扩血管药物以减轻心脏后负荷，增加心输出量，维持左心房压力 5 ~ 10mmHg，适当延长呼吸机应用时间，维持轻度呼吸性碱中毒状态，避免二氧化碳蓄积。

7. 手术并发症

（1）二尖瓣关闭不全：约 10% 的患者术后产生较重二尖瓣关闭不全，术后早期应用减少后负荷的药物，如硝普钠、硝酸甘油等；长期则应用 ACEI 类药物如卡托普利。严重关闭不全者，需早期再次手术。

（2）肺动脉高压危象：术后严密监测左房压和肺动脉压力，充分镇静，应用前列腺素 E 和一氧化氮，保持轻度呼吸性碱中毒状态均有助于预防危象发作。一旦出现肺高压危象，加用镇静药和肌松药，提高吸入氧浓度，待病情平稳 24h 以上方可考虑脱离呼吸机。此外，吗啡因可使肺小血管收缩，应禁用，芬太尼无此作用可用于肺高压患者的镇静。

（3）完全性房室传导阻滞：发生永久性传导阻滞者，须安放永久起搏器。

（4）室水平残余分流：分流量较大者，应及时再次手术。

第二节　肺静脉畸形引流

一、部分肺静脉畸形引流

肺静脉引流异常最常见原因是肺静脉与左房接连发生障碍。如果四支肺静脉均未回流至左心房，这种畸形称为完全性肺静脉畸形引流（TAPVC）；如果部分肺静脉正常引流入左心房，而另一部分肺静脉异常引流至其他部位，则这种畸形称为部分型肺静脉畸形引流（PAPVC）。TAPVC 常伴有的一种情况是肺静脉回流梗阻，这种情况明显加重了血流动力学的异常。虽然有的患者肺静脉正常引流入左心房，但偶可发生肺静脉本身存在狭窄，或在左心房水平存在梗阻，一三房心畸形。此种心血管畸形的患者，一部分有明显的临床症状，需行手术治疗，有的患者则无须手术治疗。

（一）肺静脉畸形引流

如果肺静脉的 1 支或 1 支以上，但不是全部肺静脉未与左心房相通，称作 PAPVC。临床上无特殊体征与症状，一般不易在体检时发现，多合并房间隔缺损，常在超声心动图检查或手术修补房间隔缺损时发现。PAPVC 的病理生理改变是心房水平的左向右分流和氧合血在肺内的再循环，其程度与畸形引流的肺静脉支数有关，也与畸形连接部位、大小及房间隔缺损的位置有关。

PAPVC 有多种类型，最常见的为四种类型，即右肺静脉和上腔静脉相连、右肺静脉和下腔静脉相连、左肺静脉和左无名静脉相连、左肺静脉和冠状静脉窦相连。

（1）右肺静脉和上腔静脉相连：这是最常见的 PAPVC 的一种类型，属于单侧肺静脉畸形引流，多合并有上腔型房间隔缺损，右上和右中叶静脉与上腔静脉或右心房高位相连接。这些静脉多不会发生梗阻，只是在原有房间隔缺损的基础上加重了血液的左向右分流，使肺血容量更多。

（2）右肺静脉和下腔静脉相连：这也是一种单侧肺静脉的异常回流，右肺静脉畸形引流至下腔静脉再回流到右心房。这一综合征可能包括右肺发育不良、体动脉血供应右肺、右位心等情况。本征不同于大多数 PAPVC 的是其房间隔一般完整。

（3）左肺静脉和左无名静脉相连：这种畸形连接非常少见，左肺静脉畸形引流最常见形式是通过左主静脉系统发出的一支垂直静脉与左侧无名静脉相连。房间隔可以是完整的，也可能同时合并有卵圆孔未闭或者房间隔缺损。

（4）左肺静脉和冠状静脉窦相连：此种肺静脉畸形引流也比较少见，左肺静脉汇成一支后直接引流至冠状静脉窦，故此种类型的冠状静脉窦口十分宽大，同时伴有房间隔缺损。而右肺静脉则一般仍连接至左心房，但进入左心房的位置较高，可能在左心房的顶部进入，一般无肺静脉狭窄，此种畸形的肺动脉连接会给手术时医生对于畸形的辨认带来一定的困难。

（二）特殊的肺静脉畸形

1. 肺静脉狭窄

这种罕见畸形特点是 1 支或多支肺静脉在近于或与左房连接处局限性狭窄，在病理上发现其内膜有纤维增生，可能进展为完全闭塞。生理变化与先天性二尖瓣狭窄相似，但左房压正常，肺静脉高压在双侧肺不相等。临床严重程度与畸形静脉数量及梗阻程度有关。

肺静脉狭窄预后差，仅少数可以活过儿童期。外科方法是用心包片或聚四氟乙烯片扩大狭窄部位或切除狭窄段重新吻合肺静脉与左心房。但遗憾的是这些方法早期再复发狭窄，最终导致死亡。应用自体血管化组织修复，包括用房间隔片扩大狭窄的右侧肺静脉，利用切开的左心耳与左肺静脉狭窄段切开处吻合。但总体上有关此种畸形手术矫治的文献报告不多。

2. 三房心

三房心是一种罕见的先天性心脏畸形，其特征是左房内有一隔膜把其分为两部分（或是在左右心房之外还有一个副房），上部心腔与四条肺静脉相连，下部心腔与左心耳和二尖瓣相通。存在房间隔缺损使右房和上部心房腔相交通，或少见的一种是与下部的真正左房相交通。这种畸形的胚胎发生，大多数支持理论是共同肺静脉未能完全与左心房相通。

结合临床症状，预后与肺静脉梗阻程度有关。有肺水肿或有心衰的患者情况逐渐加重，如果不手术解除梗阻，可突然死亡。即使轻度症状也进行性进展，三房心是明确的外科指征。

（三）诊断

1. 临床表现

右肺静脉引流至上腔静脉型的肺静脉畸形引流临床上一般无症状或表现为极轻微的房间隔缺损的体征。大多被诊断为心房间隔缺损，而在体检时如果超声心动图检查的医生水平较高则可以发现有畸形引流的肺静脉，需做进一步检查方可确诊。

右肺静脉引流至上腔静脉型的肺静脉畸形引流，此种类型的患者一般房间隔是完整的，只表现为类似房间隔缺损患者的肺血增多的临床表现，即活动后心慌气急，体力较弱，容易引发肺部感染，有时可表现为生长发育较差等。由于该种类型畸形的患者常合并有其他心血管方面的畸形，如右肺发育不良、体动脉血供应右肺、右位心等情况，因此临床表现则因为合并畸形的不同而有不同的临床表现。

左肺静脉与左无名静脉相连的肺静脉畸形引流患者的房间隔可能是完整的或存在缺损，故临床表现也不尽相同；另外根据患者垂直静脉回流到左侧无名静脉后汇入冠状静脉窦的局部解剖情况，临床上也将有不同的表现。一般均表现为右心负荷过重，同房间隔缺损患者的临床表现。

肺静脉狭窄实际上属于肺静脉畸形的范畴，并不是真正的畸形引流，但根据肺静脉受损的支数和狭窄的程度不同，在临床表现上亦有不同的形式。婴儿通常存在较严重的肺静脉淤血症状，表现为呼吸急促、反复引发下呼吸道感染、严重狭窄者时常伴有咯血症状，由于回流到左心房的血量较少，故患儿的发育受限。

三房心畸形的临床表现取决于上下心房腔交通孔的大小及是否存在房间隔

缺损及缺损大小与部位。大多数患者在 1 岁内出现症状，但也有到 20 岁或 30 岁尚未出现症状的。症状从轻度的呼吸急促、易疲乏到严重的充血性心力衰竭。

2. 体格检查

根据患者部分肺静脉畸形引流的不同类型，在体格检查时也有明显不同，但大部分患者仅有房间隔缺损的体检特点，即有胸骨左缘 2、3 肋间可听到 2/6 级的收缩期杂音，肺动脉第 2 肋间增强或亢进，特别是右侧肺静脉异位引流至上腔静脉或下腔静脉的患者更为明显，有时三房心患者的杂音比较响，三房心的病理生理情况是类似二尖瓣狭窄的肺静脉梗阻。体检有肺动脉高压的特点，包括肺动脉第 2 音亢进，右室抬举感。有右心衰竭时则出现肝大体征，也可见到颈静脉怒张等体征。

3. 实验室检查

本病的实验室检查只能起到辅助诊断的作用。例如心电图检查大多可见到右心房和右心室肥厚的波形。

4. 其他诊断性检查

心脏超声检查：心脏超声检查对于部分肺静脉畸形引流的诊断有决定性的意义，如果超声医生有经验，则可以十分清晰而明确地检查出是哪一种类型的肺静脉畸形引流。三房心的患者用二维超声常能做出明确诊断。心尖四腔位和剑下心房长轴位一般可发现肺静脉汇合腔与左心耳、二尖瓣腔之间梗阻的阻膜。彩色 Doppler 血流检测可测定膜两侧的压力阶差。肺静脉狭窄者通过 Doppler 血流检查通常清晰显示血流通过狭窄肺静脉时的湍流征象。

胸部 X 线片检查：对于肺静脉畸形引流的诊断有很高的辅助价值。X 线片常显示心影增大和肺血增多，说明有肺静脉淤血。在某些病例中，三房心与引流至冠状静脉窦的完全性肺静脉畸形引流或永存左上腔与冠状静脉窦相连较难分辨。右侧肺静脉畸形引流到下腔静脉时，由于右肺静脉干下降呈弯刀状连接到下腔静脉，故在 X 线片上可显示如新月形弯刀状影像，故又称之为弯刀综合征。肺静脉狭窄患者胸部 X 线片有不对称性肺静脉淤血。

超高速 CT（电子束 CT）常可以清晰显示畸形引流的肺静脉的影像，对于心房内畸形的三房心则更可以清晰显示隔膜的位置和上下心房腔交通孔的大小等，对诊断很有帮助。

右心导管检查对于了解肺血管阻力和肺动脉压力是有意义的，特别是对于判定肺血管阻力中度增高能否进行手术矫治更为有用。

（四）手术适应证

由于此类患者仅有一侧肺的氧合血可以进入左心房或者由于三房心或肺静脉狭窄而致肺淤血，故一经诊断就应进行手术治疗，除非患者已有不可逆性的肺动脉高压症，即肺血管阻力在 8～12Wood 单位或更高或肺／体循环血流量比＜1.2。如果患者的肺血管阻力在应用扩血管药后仍有良好反应者，即肺血管阻力能明显下降，肺／体循环血流量比＞1.3 时，则很有可能患者仍有手术矫治的机会，此时应该根据患者的具体情况全面分析考虑。

（五）术前准备

与其他先天性心脏病手术前准备类似，在确诊以后应根据患者的情况予以相应的术前准备。如患者有呼吸道感染则应很好的控制，可使用敏感抗生素予以治疗。对于存在肺动脉高压而又不属手术禁忌证的患者，应予以高度重视和进行治疗，可给予充分吸氧治疗和使用血管扩张剂进行治疗，常用的降肺血管阻力的药物有卡托普利、静脉用的硝普钠和前列腺素 E_1 等，一般治疗过程需两周左右，然后再行右心导管测压检查，明确肺小血管可逆性变化的程度和治疗效果。对于心功能不全或心力衰竭者，应积极在内科治疗一段时间，给予强心利尿剂和扩血管药物，待心功能改善后再依据患者情况进行相关检查和进行手术治疗。

（六）手术方法

右肺静脉引流至上腔静脉：最好学龄前手术修复，用自体心包在心房内闭合房缺并把异位肺静脉融入左心房。有时补片位置高到上腔静脉内，可引起腔静脉梗阻，这时应横断上腔静脉，近端缝闭，远端与右心耳吻合。心包片闭合房缺，使上腔静脉残端和畸形引流的肺静脉流入左心房。

右肺静脉引流至下腔静脉：外科手术采用在卵圆窝处造成房间隔缺损，用一心房内补片覆盖右肺静脉开口和房间隔缺损，使其血流通过缺损入左心房。

左肺静脉引流至无名静脉：如果仅有左上叶肺静脉与无名静脉相通，无房间隔缺损，其生理变化及临床表现较轻，但如果全部左肺静脉畸形引流入左无名静脉，尤其兼有房间隔缺损，应行外科治疗。手术包括结扎切断垂直静脉，把左肺静脉吻合到左心耳，并闭合房间隔缺损。左肺静脉引流到冠状静脉窦也应行手术治疗，主要是将冠状静脉窦上壁切开与左心房相通，应用阻隔技术将来自心脏本身的冠状静脉血回流到右心房；或者将左肺静脉与左心耳吻合，以使左肺静脉的氧合血回流到左心房。

肺静脉狭窄：肺静脉狭窄预后差，仅少数可以活过儿童期。外科治疗的方法是用自体心包片或聚四氟乙烯片扩大狭窄部位或切除狭窄段重新吻合肺静脉与左心房。但遗憾的是这些方法容易早期再复发狭窄，最终仍导致患者死亡。应用自体血管化组织修复，包括用房间隔片扩大狭窄的右侧肺静脉，利用切开的左心耳与左肺静脉狭窄段切开处吻合。由于该种类型的肺静脉畸形发生率不太高，因此相关的报告数量不多。

三房心：矫治手术相对简单易行，在体外循环下进行手术矫治手术。经右心房切口切开卵圆窝或扩大房间隔缺损显露左心房内的梗阻隔膜并切除之，用自体心包片或涤纶补片修补房间隔缺损。由于此类畸形的肺静脉压力较高，故肺静脉较粗，因此也可通过切开右肺静脉从上部显露左房梗阻隔膜并除之，但修补房间隔缺损还是应从右心房进行，可以保证手术修复的完善。该手术操作中应注意勿损伤左侧肺静脉口，以免心脏复跳后出血而难以处理。现在施行三房心手术矫治术是比较安全的，其死亡率几乎为零，尤其能在较小年纪时即发现本病且能尽早手术治疗则效果更好。

（七）术后处理

肺静脉畸形引流患者手术后处理除了同一般体外循环患者相同处理外，还应特别注意不要补充过多的液体。因为该类患者长期存在左到右分流，故肺血管阻力较大，右心发育良好，可以耐受术后的高容量负荷，但左心室由于长期处于低容量负荷状态，故存在相对发育不全状态。一旦矫治肺静脉畸形引流后，回流到左心室的血容量骤增，而左心室又无法承受突然增大的容量负荷，故很容易发生左心功能不全或衰竭，而致患者发生急性肺水肿等。

对于术前伴有肺静脉梗阻的患者，由于有肺动脉高压存在的病理基础，手术所造成的全身炎症反应将会进一步增加肺血管阻力，故手术后数天内应很好给予患者镇静和降低肺血管阻力的治疗。术后早期可以在应用呼吸机时让患者保持较低的 PCO 值，一般维持在 27～30mmHg 为佳，而 PO 则应保持在 100mmHg 以上，可以有效地减少肺血管阻力；同时应持续使用芬太尼和泮库溴铵 [0.1mg/（kg·h）] 以保持患者镇静。肺动脉压应低于体循环压的 2/3。对于肺血管阻力特别大者应用硝普钠 [O.5～2μg/（kg·min）] 或前列腺素 E_1[20～60ng/（kg·min）] 有良好的降压效果，且可以有效地防止发生肺动脉高压危象。如有条件，可以给患者定量吸入一氧化氮（NO）以有效地扩张肺动脉，应用剂量为 5～40ppm，由于个体差异的关系，有的重症肺动脉高压的患者可应用剂量至 60 ~ 80ppm。待血流动力学稳定后，在仔细观察肺动脉压力的情况下，可逐渐减少镇静剂用量。为减少呼吸道痰液的分泌，应给患者定时静脉注射东莨菪碱。术后宜保持充足的尿量 [1 ~ 2mL/（kg·h）]，为防止发生血容量的过大波动，最好不要经常推注呋塞米，而应该在常规补液中加入适量的呋塞米匀速滴入，使排尿量保持相对恒定，同时也可以防止血钾含量过大变化。

　　由于肺静脉畸形引流患者术后有可能发生心律失常，故手术后必须十分注意监测心律，同时应该保持血钾在正常高值，在常规补液中加入适量的利多卡因可以有良好的抗心律失常作用。

二、完全型肺静脉畸形引流

　　完全型肺静脉异常连接（TAPVC）是一种相对少见的先天性心脏畸形，约占先天性心脏病的 1.5%。完全型肺静脉连接是指左、右两侧肺静脉均不与解剖左心房直接相连，而是直接或间接地与右心房相通（通过右心房、冠状静脉窦或上下腔静脉系统），致使全部肺静脉的氧合血液流入右心房，部分血液经过右心室进入肺动脉再次进行氧合；而另外一部分混合血则经过房间隔缺损或者未闭的卵圆孔进入左房、左心室而经主动脉泵至全身。在血流动力学上形成由左向右分流和少量右向左分流。左向右分流使肺血量增多，右心负荷加重。右心房血液通过房间隔缺损向左心房的分流则使患者得以生存，但动脉血氧饱和度低，临床上表现为发绀征。这种既有左向右又有右向左分流是完全型肺静脉异常连接的主要血流动力学特征，并由此而产生相应的临床症状。这种畸形患者一般临床表现症状重，如能确诊应立即手术治疗。

（一）临床表现

　　大多数患者一出生后即表现为严重的充血性心力衰竭、呼吸困难、常伴有明显发绀。症状的严重程度与诸多因素有关，主要取决于是否同时伴有肺静脉回流受阻、心房间通道的大小等。一般情况下，存在肺静脉回流受阻者，症状出现早而且严重；而肺静脉无梗阻者则症状出现晚且较轻。房间通道偏小者，易早期发生肺动脉高压，症状加重较快而且明显；心房间通道宽大者，一般不形成肺动脉高压，但临床上发绀症状明显，症状相对较轻，病情发展也较缓慢。此类患者一般发育较迟缓，易有肺部炎症的表现。体检时，可发现其外周脉搏较弱、循环状态较差，有的患者可发生代谢性酸中毒。胸骨左缘常可闻及收缩期杂音，但杂音并不响亮，有的患者则无心脏杂音。肺动脉第三心音亢进，伴有发绀者常有明显杵状指（趾）。大多患者体质较弱，活动能力差，易疲劳。

TAPVC 不伴有肺动脉高压者，多见于心上和心内两种类型，约占病例总数的 20%。除有轻度发绀外，常与继发孔房缺患者的临床症状相似，不过症状出现较早。

（二）体格检查

患者发生右心衰竭时，可有心率增快、肝大、颈静脉怒张、胸腹水、下肢水肿、尿少等。心脏明显增大，特别是右心房、右心室。三尖瓣区可闻及收缩期杂音（三尖瓣关闭不全所致）。

TAPVC 患者常伴有其他的先天性心脏病，如法洛四联症、左心室双出口、单心室、三房心、永恒动脉干、完全型心室管畸形、动脉导管未闭等。有的患者还同时伴有内脏异位。有的患者伴有无脾 – 多脾综合征。

（三）实验室检查

在有严重梗阻的患者中，动脉血气分析提示严重的低氧血症（PO_2 小于 20mmHg），通常伴有代谢性酸中毒。

（四）其他诊断性检查

1. 心导管检查

对于该病的诊断有极为重要的意义。心导管最好能经左上肢贵要静脉插入，边插边观察导管走行的路径，同时可以插入左上腔静脉、冠状静脉窦或肺静脉总干内，除可测定各部位的压力、血氧含量外，还可以注射造影剂以直接显示肺静脉与异常静脉连接的形态与引流所到部位。TAPVC 患者的肺动脉血氧饱和度或血氧含量等于或大于桡动脉、股动脉血氧饱和度。TAPVC 时周围血氧饱和度一般低于 80%，与肺动脉的血氧饱和度相差小于 3%。

2. 肺动脉造影

可以明确显示异常肺静脉走行途径，是确诊的重要依据，对手术治疗极有意义。

3. 超声心动图、磁共振（MRI）、超高速 CT（EBCT）检查

对于诊断该病有重要价值。由于计算机与电子技术的发展，上述几种检查资料均可以根据需要进行仿真三维图形成像，清晰表现出患者的心脏血管的解剖畸形，目前已在临床上得到广泛的应用。可根据患者的实际情况选择应用不同的影像学检查方法。

4. X 线检查

胸部 X 线片示心影正常或增大，右心房、右心室增大明显，肺动脉段突出，肺血管纹理明显增多。心上型者由于上纵隔明显增宽，可表现为明显的雪人征或 8 字征，这种影像学方面的特点对于诊断 TAPVC 有重要参考价值。

5. CT 检查

对于肺静脉畸形引流的诊断有重要意义，特别是螺旋 CT 或者超高速 CT（电子束 CT）对于肺静脉畸形引流的诊断更为明确。在检查时给予静脉注射对比剂后可以清晰显示畸形引流的肺静脉影像，对于临床医生决定能否进行手术和设计手术方案具有十分重要的参考价值。

6. 心电图检查

心电图示心电轴右偏、右心房右心室肥厚。

（五）手术适应证

由于 TAPVC 没有自发性矫治的可能，因此，一经确诊就应该进行外科治疗。而手术的时机则应根据患者是否存在肺静脉梗阻而定。

由于无有效的姑息的手术方法治疗伴有肺静脉梗阻的 TAPVC，对于新生儿一经超声诊断为梗阻性 TAPVC 而同时伴有严重的低氧血症和酸中毒，即应立即进行手术治疗。虽然有作者报告应用体外膜肺（ECMO）的方法进行术前治疗，但仍不如标准体外循环方法建立那么快捷而且可以立即进行矫治梗阻的肺静脉，手术以后则可以根据需要进行 ECMO 辅助支持。

对于无肺静脉梗阻的 TAPVC 患者可以在合适的时机进行手术治疗，手术前应该消除由于发绀和心肺容量负荷所致的继发性病理改变，让手术更为安全。但由于无肺静脉梗阻的患者容易早期发生肺动脉高压，进而并发肺血管梗阻病变和心力衰竭，故应尽可能早地进行手术治疗。

手术的危险性与患者的年龄、病变类型和肺血管阻力等有关。婴幼儿期的手术死亡率相对较高；心下型与混合型者由于手术相对复杂且常伴有肺静脉梗阻，故手术死亡率也相对较高。近年来，由于体外循环技术与手术技术的进步，以及手术以后监护治疗水平的提高，手术死亡率已明显降低。

（六）术前准备

除同部分肺静脉畸形引流一样进行术前准备外，由于不同类型的完全性肺静脉畸形引流的解剖学上差异较大，因此手术方法也有很大的差异，应该做更充分的术前准备。进行心导管检查测定心房、心室及肺动脉压力，了解心房间隔缺损的大小、有无右心室流出道梗阻等情况。通过各种影像学检查了解其类型，有无梗阻及狭窄，有无合并其他心血管畸形。对于左心发育不全的患者，可以应用球囊术扩大房间隔缺损以促进左心房发育，为以后行手术矫治术打好基础，但对于有明确肺静脉狭窄的患者则应尽早行手术矫治，以免拖时过久而失去手术时机。

（七）手术方法

（1）在肺静脉与左心房之间建立通道，使肺静脉的氧合血液能无阻力地回流到左心房。为达到这一目的，对于心上型和心下型 TAPVC 患者，应该在共同肺静脉干与左心房之间作一个宽敞的吻合口，可以保证肺静脉血能够通畅地回流到左心房。在作共同肺静脉干与左心房吻合时，应注意避免肺静脉扭曲。心内型者则一般应切除部分房间隔组织以扩大心房间隔缺损，然后将就近的共同肺静脉干或异位静脉的左心房后壁切开，并将其后方的共同肺静脉干切开与左心房切口进行吻合，使肺静脉血得以向左心房回流，确认吻合口足够大而且无漏血。

（2）修补心房间隔缺损，可用心包补片或涤纶补片修补房间隔缺损。由于该病常有左心房发育不良，故在进行房间隔修补时，应尽量将房间隔右移，以扩大左心房的容量。

（3）心上型者及心下型者要结扎异位的引流静脉，心上型者结扎垂直静脉，而心下型者则应结扎下降静脉，使肺静脉血液能全部回流到左心房。如果考虑心下型者的下行垂直静脉结扎后会影响左心房容积，也可以不结扎，因为下行的垂直静脉连接到的是较高阻力的静脉系统，只要肺静脉总干到左心房的吻合口足够通畅，以后垂直静脉多可以自行闭合。

对于伴有严重低氧血症和酸血症的梗阻型的 TAPVC 新生儿应该有极为精湛的麻醉技巧。应予以 100% 的氧气进行过度通气以减轻肺血管阻力。如果需要用正型肌力药物而患儿的心率不快，则可选用异丙肾上腺素。对于左心室发育不全的新生儿如果心率达到 200 次 / 分则可以明显提高心排出量。代谢性酸中毒时应给予碳酸氢钠或者三羟甲基氨基甲烷（THAM）。此类患儿麻醉时需要较多地补充钙。偶尔有患儿伴有败血症或肾衰竭。应用地高辛一般是无用的，而且有时会降低室颤的阈值，患儿有发生室颤的危险。

手术在体外循环下进行，一般选用胸骨正中切口。分型不同则手术方法各异。

（1）伴肺静脉梗阻的 TAPVC 急症手术（多见于心下型）：胸骨正中切开后，至少切除一叶胸腺，通常切除左侧胸腺。切下一片适当大小的心包以备修补房间隔缺损用，心包用 0.5% 戊二醛处理 30min（玻片加纱布夹持）。打开心包时动作要轻柔以免对心脏造成过重的干扰，对于心脏的牵引也要尽量轻微，以免造成室颤。常规建立体外循环后，如果有未闭的动脉导管则首先分离并结扎之。降温 5min 后，心肌温度已至 25℃，可用持续灌注的方法进行心肌保护，轻轻将心脏向上翻开以便分离异常的下降垂直静脉（应考虑不影响左心房容量），并在膈肌水平结扎以阻断其与下腔静脉间的回流。向上分离垂直静脉并在上肺静脉水平套带，将心脏放回原位。此时直肠温度已降至 18℃左右，食管温度约在 13℃或 14℃，阻断升主动脉，在其根部灌注心脏停搏液，停体外循环，将血液引流至储血罐，去除静脉引流管。从右心耳横行切开向后通过卵圆孔进入左心房。由于右肺静脉并未与左心房相连，因此可以良好地显露分离前已经解剖好的垂直静脉。左心房后壁的切口向下延伸平行于垂直静脉，其实也达到左心耳根部。用 6-0 可吸收的线连续缝合法作肺总静脉与左心房吻合，吻合口长约 4cm 以保证吻合口通畅。上述的路径可获得极好的手术显露，也不大可能发生吻合口扭曲或错位，而将心脏上翻缝合的方法则有可能发生吻合口异常或血管扭曲等。由于直接缝合卵圆孔部位有可能造成局部张力过大或吻合口狭窄等，故应该避免应用，而应使用心包补片修补卵圆孔部位的切口。手术过程中应注意左心侧排气。右心房缝闭后，重新插入腔静脉引流管，恢复体外循环并进行血液复温，主动脉钳去除后就应该让主动脉根部的心脏停搏液注入点自由出血以排尽心腔内的残气。左心房测压管可以经左心耳插入，但不可经肺静脉插入，因为肺静脉较细，插管后使其更加狭窄。

如果有时需将心尖上翻后进行左心房与肺总静脉吻合，则应行外翻缝合而不是内翻缝合。

心脏复跳正常、血流动力学稳定、肛温达到 35℃时就可以逐渐停体外循环机。由于此类患者术前病情较重，故手术后易发生血管阻力的变化。停机时和手术后必须监测肺动脉压、左房压和主动脉压。如果停机时患者的肺动脉压接近主动脉压（较少的患者发生在停机初期的 10～15min），此时应进行纯氧呼吸机辅助，并使 PCO 低于 30mmHg。异丙肾上腺素应用后不但可以提高心排出量，而且可以降低肺血管阻力。由于左心室相对轻度发育不良，故应保持相对高的左心房压，一般在 15～18mmHg。如果手术时吻合口足够大，停机后

15～30min 肺动脉压力就可降至体循环压力的 2/3 至 1/2。如果肺动脉压力始终较高，则应考虑吻合口有梗阻，应该仔细检查确认，术中二维超声心动图检查有助于判断吻合口情况。如确系吻合口狭窄，应当机立断重新吻合。

（2）无梗阻性的心上型 TAPVC 的外科治疗：手术径路与上述方法相似，深低温停循环对于婴幼儿可以提供良好的手术视野并能精确地进行吻合术。在体外循环降温时就可以分离肺总静脉，心脏停搏后去除静脉引流管，与上述方法一样横行切开右心房和左心房直至左心耳根部，在水平的肺总静脉上平等于左心房切口作一长约 4cm 的切口，用可吸收的 6-0 线连续缝合法行左心房与肺总静脉吻合，吻合口应从最左侧开始，要保证吻合口径足够大，然后用自体心包片修补卵圆孔，确保左心房有较大容积。结扎异常的上升垂直静脉。其他手术操作方法、停体外循环时机和辅助用药同急症手术项。心上型 TAPVC 通常在手术前肺动脉压力仅轻度升高，很少形成严重的肺动脉高压。

（3）心内型 TAPVC 的外科治疗：该种类型的 TAPVC 是手术治疗方面较为简单的一种，主要病变是肺总静脉直接引流至右心房或冠状静脉窦，而两者的矫治原则是相同的，即应扩大房间隔缺损，或将冠状静脉窦顶盖剪开以使肺静脉血可以通畅地回流至左心房，有时需切除部分房间隔，然后用自体心包补片将全部肺总静脉回流的血液挡入左心房。手术中务必注意不要损伤冠状静脉窦下方的房室结，有时为了更加安全，可以将冠状静脉窦缝挡在左心房侧。心包修补时应尽量保证左心房容积足够大。该手术可在体外循环下或者深低温停循环下进行，其他手术操作、停体外循环机时机及药物辅助治疗等与上两型相同。

（4）混合型 TAPVC 的外科治疗：应根据具体的病理改变情况而选择不同的手术方式，关键是手术前必须对于其病变类型有清晰的了解，术前制定好手术方案，以免手术中忙乱。正中切开胸骨后要再次仔细探查心脏，认清全部畸形，才能保证手术的顺利进行与完善矫治。

如果右心室收缩能力较差而不能停体外循环机，在应用足够的扩血管药甚至一氧化氮（NO）后仍不解决问题的话，则应考虑应用体外膜肺（ECMO）辅助数天，待肺血管阻力逐步下降至心功能可以承受后逐渐停用 ECMO。

（八）术后处理

对于伴有肺静脉梗阻的 TAPVC 患者，由于存在重度肺动脉肌性化，故手术后数天内特别容易发生肺血管阻力的变化。在此期间，应很好地应用呼吸机以减少肺血管阻力，同时应持续使用芬太尼和泮库溴铵 [0.1mg/（kg·h）] 以保持患者镇静。动脉血 PCO_2 应保持在 27 ~ 30mmHg，而 PO_2 应保持在 100mmHg 以上。肺动脉压应低于体循环压的 2/3。由于异丙肾上腺素的扩血管作用对于此类患者十分有益，故应小剂量给予 [0.1g/（kg·min）]24 ~ 48h。待血流动力学稳定后，在仔细观察肺动脉压力的情况下，可逐渐减少镇静剂用量。患者对于气管导管的刺激十分敏感，故必须在过度通气后仔细吸痰。有条件的单位，应给患者定量吸入一氧化氮（NO）以有效地扩张肺动脉。术后宜保持充足的尿量 [1 ~ 2mL/（kg·h）]，为防止发生血容量的过大波动，应该在常规补液中加入适量的呋塞米匀速滴入。

TAPVC 术后心律失常的发生率可高达 20% ~ 60%，所以手术后必须十分注意监测心律，除保持镇静外，还应保持血钾在正常范围，必要时应对症给予抗心律失常药物。

第三节　先天性瓣膜畸形

一、先天性二尖瓣狭窄

先天性瓣膜畸形是指瓣膜装置中的一个或几个部分发育异常而产生血流动力学紊乱，导致心脏一系列病理生理变化。重点讨论先天性房室瓣膜畸形导致的心房血液在舒张期不能通畅地进入心室或心室的血液在心脏收缩期反流入心房。其病变部位包括瓣上、瓣环、瓣膜和瓣下（腱索和乳头肌）畸形。按血流动力学分为狭窄和关闭不全。先天性二尖瓣狭窄、二尖瓣关闭不全和三尖瓣狭窄是其常见类型，现着重论述之。

单纯先天性房室瓣膜畸形比较少见，占先心病的 0.2% ~ 0.4%。先天性房室瓣膜畸形常与其他心脏畸形并存，如先天性二尖瓣畸形约 60% 合并有室间隔缺损、房间隔缺损、动脉导管未闭、主动脉狭窄或缩窄、主动脉弓离断及左心室弹力纤维增生症等。而先天性三尖瓣狭窄常合并右心室发育不良、肺动脉狭窄或闭锁、室间隔缺损、法洛四联症及左心室双出口等。

（一）诊断

1. 临床表现

二尖瓣狭窄症状出现的时间主要取决于二尖瓣阻塞程度及是否合并其他心

脏畸形。其主要表现如下：

（1）生长发育迟缓，心前隆起。

（2）反复呼吸道感染：由于肺淤血和渗出增多，易产生呼吸道感染或慢性咳嗽。

（3）呼吸困难：活动后呼吸急促，喂食时疲惫，多汗，易激怒。

（4）心力衰竭：当心脏扩大到一定程度，由于肺淤血和肺间质水肿，气体交换障碍，患者发绀，活动受限。进一步发展成右心衰竭，患者可有肝大、尿少、下肢水肿。

2. 体格检查

（1）心音：第三心音相对减弱，少数可听到二尖瓣开瓣音。

（2）杂音：心尖部可听见低调的舒张中期辘辘性杂音，舒张早期增强。若心排量明显减低，则舒张期杂音可消失，并可听见因三尖瓣关闭不全或肺动脉高压产生的肺动脉瓣关闭不全的杂音。

（3）肺动脉高压时，心前区可触及右心室搏动增强。

（4）有心力衰竭或呼吸道感染时可听到肺内干、湿性啰音。

3. X线检查

左心房和右心室扩大，肺动脉段突出，肺淤血。

4. 心电图检查

左心房肥大，右心室肥厚。

5. 超声心动图检查

是诊断二尖瓣狭窄的常用有效方法。二维彩色多普勒检查可准确地描述瓣上纤维环、瓣环发育和瓣叶大小，瓣叶活动及瓣下结构，可见有二尖瓣舒张时瓣膜开放受限和血流湍流频谱，左心房扩大，肺动脉扩张，同时可估计肺动脉高压的程度。

6. 心导管和心血管造影检查

右心导管检查显示肺动脉高压，肺毛细血管楔压升高。右心造影发现肺动脉扩张，左心房扩大，左心房内造影剂排除延迟。逆行左心室造影有时可辨别二尖瓣类型，如吊床形二尖瓣狭窄可显示左心室后内侧壁的上半部充盈缺损；降落伞形二尖瓣狭窄可显示左心室后内侧壁的下半部充盈缺损。在交界融合和乳头肌融合的病变中可显示两处充盈缺损，后瓣活动受限。

（二）手术适应证

（1）症状轻，发育不受影响，心脏扩大不明显者，应定期随访，尽量延期手术。婴幼儿尤其是 3 个月以内的婴儿胶原组织发育不全，瓣膜特别脆弱，手术很难操作。特别是瓣环发育小者，若左房大小接近正常，更应慎重手术。

（2）心脏扩大伴肺动脉高压或心力衰竭及反复肺部感染者应限期手术。

（3）合并心脏畸形同期手术。

（三）术前准备

（1）积极进行内科治疗，纠正心力衰竭，控制呼吸道感染，加强营养，改善一般情况。

（2）常规心电图、胸部 X 线摄片和彩色多普勒检查。

（3）肺动脉高压或合并其他心内畸形者进行右心导管和左心室造影检查。

（四）手术方法

麻醉和体位：全身麻醉，气管内插管维持呼吸。仰卧位，常规体外循环，婴幼儿可采用深低温停循环。

1. 二尖瓣狭窄修复术

（1）瓣上狭窄环，切除纤维环，应注意不要损伤二尖瓣前叶。

（2）瓣膜狭窄及双孔二尖瓣型：切开瓣膜交界，扩大瓣口面积，或切除多余的瓣膜组织。

（3）降落伞形二尖瓣狭窄：切开二尖瓣交界，劈开融合的腱索，切除腱索间多余的瓣膜及影响瓣叶活动的二级腱索，劈开单个的乳头肌，使腱索和乳头肌分为前后两部分。

（4）吊床型二尖瓣狭窄：将融合的前、后瓣分开，充分显露瓣下结构，先切开前后乳头肌形成的拱桥，再沿腱索方向劈开乳头肌，将多余的部分切除。

2. 二尖瓣置换术

对于瓣下结构发育很差、很难用修复手术治愈的病例，行二尖瓣置换术，多选用双叶机械瓣。对于小儿瓣环较小，机械瓣无法置入瓣环者，可行瓣环上瓣膜置换术，其方法是后部缝在肺静脉与二尖瓣环之间的左心房后壁上，前部缝在房间隔上，缝针穿过房间隔在冠状静脉窦上方，以避免产生完全性心脏传导阻滞。

3. 左心房 - 左心室带瓣管道转流术

适用于严重二尖瓣狭窄，采用修复或瓣膜置换术无法解除血流梗阻者，将带瓣管道吻合于左心房外壁和左心室尖部，使左心房血经此心外管道进入左心室。此方法不常用。

（五）术后处理

（1）体外循环术后常规处理。

（2）适时机械辅助呼吸。

（3）应用正形肌力药物支持心肌收缩力，血压平稳时应用血管扩张药，以减轻左心排血阻力和改善心排量。

二、先天性二尖瓣关闭不全

（一）诊断

1. 临床表现

（1）二尖瓣关闭不全的临床症状取决于二尖瓣反流的程度，轻度二尖瓣关闭不全可无明显症状，中度或重度关闭不全有明显临床症状。

（2）活动性心悸、气短，表现为活动耐力差、易疲劳、多汗、呼吸急促、面色苍白等。

（3）婴幼儿生长发育迟缓、消瘦，喂食困难。

（4）增大的左心房可压迫左主支气管，引起下呼吸道反复感染和慢性咳嗽。

（5）胸痛：多见于二尖瓣脱垂的较大儿童或成人。

2. 体格检查

（1）心前区搏动增强，心尖搏动弥散。

（2）心界扩大，向左侧扩大明显。

（3）在心尖部全收缩期吹风样杂音，向背后部广泛传导，腱索断裂者有时可听到海鸥鸣样杂音。二尖瓣脱垂的患者，第三心音相对减弱，除心尖部收缩期杂音外，还可听到收缩期click音。二尖瓣急性断裂者，可听到两肺底水泡音，为急性左心衰竭的表现。有肺动脉高压者，可听到肺动脉第三心音增强。

3. X 线检查

心影增大，以左心房、左心室增大明显，肺淤血。极度左心房扩大，压迫气管并可导致左肺塌陷。

4. 心电图检查

左心房肥大，左心室肥厚，可见心房颤动。

5. 超声心动图检查

为诊断二尖瓣关闭不全的常用有效方法。二维彩色多普勒检查可准确地描述瓣环扩大程度、瓣叶缺损、腱索和乳头肌延长或断裂。还可以确定二尖瓣反流量，左心房、左心室容量的大小，评估左心室功能，估计肺动脉高压程度。

6. 心导管和心血管造影检查

右心导管检查提供有关肺血管病变的严重程度。经主动脉逆行左心室造影可提供二尖瓣关闭不全造影剂反流入左心房，同时观察左心室和左心房的扩大程度并计算左心室收缩末期容积指数。

（二）手术适应证

（1）无症状，发育不受影响，心脏扩大不明显者，应定期随访，尽量延期手术，一般可到学龄期后。

（2）有运动性心悸、气短，消瘦，喂食困难，反复呼吸道感染，心力衰竭、心脏进行性扩大以及肺动脉高压者应尽早手术，其手术年龄不受限制。

（3）合并心脏其他畸形者，同期矫正。

（三）术前准备

（1）积极内科治疗，纠正心力衰竭，控制呼吸道感染，加强营养，改善一般情况。

（2）常规心电图、胸部 X 线摄片和彩色多普勒检查。

（3）有肺动脉高压或合并有其他心内畸形者进行右心导管术和左心室造影检查。

（四）手术方法

麻醉和体位：全身麻醉，气管内插管维持呼吸。平仰卧位。常规体外循环，婴儿可采用深低温停循环。

1. 二尖瓣关闭不全修复术

二尖瓣关闭不全修复的满意程度主要取决于病变类型、术者经验，修复的多种方法常常联合应用。

2. 瓣环畸形修复

主要是瓣环环缩术，十分常见。

（1）Reed 法：前后瓣联合交界处用无创缝合线间断缝合 2 ~ 3 针折叠瓣环。

（2）Carpentier 环环缩术：首先在两个交界各固定一针，用测瓣器测量两点间距离，然后选择适当的人工环，在瓣环做潜行褥式缝合。前瓣环缝针等距离穿过人工瓣环上，后瓣环则缩小距离以能矫正扩大瓣环的畸形，使之能符合人工环的大小和形状。环缩材料可选用自体心包、Dacron 补片或软质人工环。

（3）二尖瓣后瓣切除和环缩法：对于瓣环显著扩大者，可进行后瓣矩形切除，切缘缝合，瓣环环缩。

3．瓣膜畸形修复

（1）瓣膜裂隙：应用 4-0 无创线间断缝合裂隙，尤应注意将裂隙顶端的腱索对齐。

（2）瓣叶缺如：后瓣叶缺如或局部发育不良将该处瓣膜矩形切除，对缘缝合，相应部位的瓣环折叠。前瓣叶缺如多用自体心包片修补瓣膜孔洞，切除瓣叶应慎重，以防前瓣叶面积太小，造成无法手术修复的严重后果。

4．瓣下畸形修复

（1）腱索断裂：小腱索断裂受累瓣叶小于后瓣 1/3 者可呈矩形切除该处瓣膜，将边缘缝合，瓣环作折叠。大腱索断裂：一级腱索断裂，将瓣叶边缘固定在相应的二级腱索上，此方法要求 1～2 根较厚的二级腱索。前瓣腱索断裂，可以把与之相对应的后瓣带腱索一起切下，乳头肌劈开，将该瓣膜固定在前瓣上，后瓣对缘缝合，瓣环折叠。

（2）腱索延长：后瓣腱索延长可作部分切除。前瓣腱索延长可作腱索缩短术，其方法有腱索转移、腱索包埋。对于乳头肌细小的病例，直接作 8 字缝合把腱索折叠固定在乳头肌上，再用带垫片的褥式缝合穿过腱索和乳头肌加固。

（3）乳头肌延长：采用乳头肌缩短术，即在乳头肌上方心室壁上做一纵沟，将延长的乳头肌部分包埋其中，然后缝合切口。

5．二尖瓣置换术

二尖瓣病变范围广泛，瓣膜缺损较大，不能修复或修复后仍有关闭不全者应施行二尖瓣置换术。二尖瓣关闭不全的患者瓣环较大，特别是 6 岁以后患者，需要换瓣者应尽量选择较大型号的人工瓣。其缝合方法与后天性二尖瓣置换术相同。但应强调，先天性二尖瓣关闭不全瓣膜组织柔软，应尽量保留瓣膜和瓣下装置，保护左心室收缩功能。

（五）术后处理

（1）按体外循环术后常规处理，根据左心房压或中心静脉压补充液体量。

（2）有肺动脉高压或左心房严重扩大者，术后适当延长辅助呼吸时间。

（3）血压平稳时应用常规静脉输入硝普钠 2 ~ 5μg/（kg·min），以减轻后负荷。

（4）心室扩大者常规输入利多卡因，防止室性心律失常。

（5）应用人工患者术后口服华法林抗凝 3 个月，以后口服阿司匹林。瓣膜置换的患者终生用华法林抗凝。

三、先天性三尖瓣狭窄

单纯的三尖瓣狭窄罕见，常伴有卵圆孔未闭或房间隔缺损。

（一）诊断

1. 临床表现

与三尖瓣闭锁相似。

（1）发绀：发绀的轻重取决于肺动脉狭窄的严重程度，患者往往有运动性呼吸困难和疲劳乏力。

（2）心力衰竭：主要由于房间隔缺损小限制右心房血液流入左心房，出现体循环静脉高压和充血性心力衰竭。

（3）其他：严重发绀婴儿可出现铁缺乏症，大的儿童则由于红细胞增多症产生脑血栓和脑脓肿，发生率为 1.5% ~ 5%。致命性心律失常。

2. 体征

口唇发绀，心尖搏动减弱。患儿生长、发育迟缓，杵状指，可有颈静脉怒张、肝大和周围性水肿。听诊第三心音均为单音亢进，在合并肺动脉闭锁、肺动脉狭窄以及大动脉转位的病例中，肺动脉瓣区第三心音亦呈单音亢进。胸骨左缘可闻及收缩前期杂音，呼气时增强。偶可闻及开放拍击音和舒张期中期杂音。

3. 实验室检查

常见红细胞增多症，红细胞计数、血红蛋白和血细胞比容均有增加以及凝血机制障碍。

4. 胸部 X 线摄片

多为右心房增大，肺部血流减少。

5. 心电图

右房肥大，可有心肌缺血性 S-T 段下移和 T 波改变。

6. 超声心动图

为诊断三尖瓣狭窄的常用有效方法。二维超声心动图示右心房扩大，伴或不伴右心室发育不良,可准确地描述瓣环狭窄程度、瓣口大小、瓣叶增厚情况。频谱多普勒在三尖瓣口可检测到舒张期高峰湍流频谱,还可评估跨瓣压差。

7. 心导管和心血管造影检查

心导管可评价心腔及肺动脉压力。右心室造影可确定右心大小和右心流出道梗阻,同时明确合并其他心脏畸形。

（二）术前准备

（1）积极内科治疗,纠正心力衰竭,控制呼吸道感染,加强营养,改善一般情况。

（2）严重三尖瓣狭窄者,术前静脉滴注前列腺素 E1,保持动脉导管开放。

（3）常规心电图、胸部 X 线摄片和彩色多普勒检查,合并其他心脏畸形可行心血管造影。

（三）手术适应证

（1）无症状,发育不受影响,心脏扩大不明显者,应定期随访,尽量延期手术。

（2）有症状,心力衰竭、心脏扩大者应尽早手术。

（3）合并心脏其他畸形者,同期矫正。

（四）手术方法

先天性三尖瓣狭窄,伴有正常右心室时,可行瓣膜切开或瓣膜置换术。瓣膜置换多选用生物瓣。若三尖瓣及右室发育很差可行右心房至右心室或肺动脉外通道（与三尖瓣闭锁处理相似）,婴儿行腔－肺分流术。

第四章　心律失常

第一节　心律失常概述

一、心律失常的发生机制

心律失常的发生机制包括冲动起源异常、冲动传导异常或两者兼而有之。

（一）冲动起源异常

冲动起源异常可分为自律性机制和触发活动。

1．自律性机制

自律性是指心肌细胞自动产生动作电位的能力。其电生理基础是舒张期膜电位自发性衰减，产生 4 相自动除极，当除极达到阈电位，就产生自发的动作电位。窦房结、心房传导束、房室交界区和希普系统细胞均具有高度的自律性。在正常的情况下，窦房结的自律性最高，其他部位为潜在起搏点，自律性均被抑制，并不能发挥起搏作用。当窦房结细胞的频率降低或者潜在起搏点兴奋性增高时，窦房结对其他起搏点的抑制作用被解除，潜在起搏点发挥起搏功能，产生异位心律。正常的心肌细胞在舒张期不具有自动除极的功能，但是，当心肌细胞的静息电位由原来的 –90mV 升高到 –65mV 时，开始出现 4 期自发性去极化并反复发生激动，称为异常自律性。如心脏存在器质性病变或在外来因素的影响下，可导致心肌膜电位变化，引起异常自律性。

冲动起源异常如发生在窦房结，可产生窦性心律失常，发生于窦房结以外的节律点，则产生异位节律。当窦房结的自律性降低、冲动产生过缓或传导遇到障碍时，房室交界区或其他部位节律点便取代了窦房结的起搏功能，其发出的冲动完全或部分地控制心脏的活动，形成了被动性异位搏动（称为逸搏）或异位心律（又称为逸搏心律）。当异位节律点的自律性超过窦房结时，便可控制整个心脏的搏动，形成主动性异位节律。若异位节律只有一个或两个，则称为过早搏动；若连续出现一系列自发性异位搏动，则称为异位快速心律失常。

2. 触发活动

触发活动是指心肌由于后除极电位引起的电活动，后除极是膜震荡电位，可触发动作电位。有两种形式的后除极可引起触发活动，一种出现较早，发生在动作电位复极过程，为早期后除极（EAD）；另一种出现较晚，发生于动作电位完全复极后，为延迟后除极（DAD）。两种后除极只要达到阈电位，即可触发动作电位。触发活动有别于自律性，前者需要先有一个动作电位激动，自律性可发生于一个完全静息状态的心肌，出现自发活性。心脏局部出现儿茶酚胺浓度增高、低血钾、高血钙、洋地黄中毒时，心房、心室与希氏束、普肯耶纤维在动作电位后产生除极活动。

早期后除极发生于动作电位复极过程中，通常产生较高的膜电位水平（$-90 \sim -75mV$），发生于期前基础动作电位频率缓慢时，系"慢频率依赖性"后去极化活动。早期后除极引起的第二次超射可产生与前一激动节律间期相对固定的期前收缩及阵发性心动过速。

延迟后除极是在动作电位复极完成后发生的短暂、震荡性除极活动。洋地黄中毒、儿茶酚胺浓度增高、高血钙等均能使延迟后除极增强，从而诱发快速心律失常。

（二）冲动传导异常

1. 传导障碍

冲动的传导发生障碍，可有下列情况。

（1）遇到不应期的组织

冲动传导到尚未脱离不应期的组织，由于该组织的应激性尚未恢复，不能如常应激，也就不能如常传导。处于绝对不应期的组织，完全不能应激，冲动传播终止。处于相对不应期的组织，虽能应激，但传播的速度减慢。以上情况貌似传导障碍，但如不应期属于生理范围之内，其时限并未异常延长，则这种传导障碍称为干扰现象。例如离 QRS 波很近的 P 波不能下传到心室，或者虽能下传，但 PR 间期延长，称为房室交界区干扰。右束支的不应期比左束支略长，其间发生的室上性冲动，从右束支下传的速度慢于左束支，形成室内差异性传导。室上性下传的冲动与发生于心室的异位冲动同时激动心室，各自激动心室的一部分，形成室性融合波，都属于干扰现象。如果不应期有病理性延长，则由此产生的传导障碍称为传导阻滞。对心电图表现的传导障碍，要区别是生理性干扰还是病理性阻滞所致。

（2）不均匀传导

冲动在某组织中传播时，由于该组织的解剖、生理、病理特性，各局部的传导性不均匀，应当平行前进的波正面，失去同步，不能形成齐一的波正面，降低了冲动的传播效力，称为不均匀传导。例如房室结组织结构上分布散乱、不整齐，容易发生不均匀传导，激动在房室结中传导缓慢，又如缺血或梗死的心肌纤维，病变程度不同，激动在其中传播时，亦可发生不均匀传导，形成传导障碍。

（3）衰减性传导

冲动传播时，遇到舒张期膜电位复极不完全的组织，它的反应将异于正常，其 0 相除极速度和幅度减小，冲动的作用减弱，其前方组织的反应将更加降低，形成衰减性传导。但衰减性传导仅发生于膜电位已有变化的部位，如果冲动能够传播到膜电位正常区域，衰减性传导现象便可消失而恢复至正常传导。

（4）隐匿性传导

冲动传入某组织后，由于该组织生理或病理的特征，冲动不能走完全程而传出。又因为冲动传入该组织，在心电图上没有直接显示的波动，它的活动只能从它所造成的影响分析推断，称为隐匿性传导。通常表现为：

①影响其后的冲动传导：例如连续两个房性期前收缩不能下传心室，是由于第一个房性期前收缩的冲动传入房室交界区，但未传出，造成了房室交界区新的不应期，第二个房性期前收缩遇到新的不应期，遂不能下传。

②影响其后冲动的形成：例如干扰性房室分离时，某个心房冲动传入房室交界区，但未传出，重新调整了房室交界区的自律周期，下一个房室交界区的冲动就要推迟释放，表面上看起来，这段间隔比房室交界区固有的自律周期长。

隐匿性传导在心电图中还有多种多样的表现，分析心电图时应当重视。

2. 心室除极和复极传导障碍

心室除极延缓表现为 QRS 波延长，或称为室内传导阻滞；而复极传导延迟则是细胞电生理和离子流的概念，动作电位时限（APD）延长和有效不应期（ERP）延长，临床心电图表现为 QT 间期延长。因为传统概念将 QT 间期称为复极时限，QT 间期延长只称为复极传导延长，因为 QT 间期的延长是由于外向离子流减弱或者内向离子流增强而导致 2 相和 3 相时限延长所致。2 相、3 相时限的延长其本质是复极传导延缓，容易发生 EAD 和 2 相折返等室性心动过速。

3. 折返激励

折返激动是所有的快速性心律失常最常见的发生机制。正常心脏，一次窦性激动经心房、房室结和心室传导后消失。当心脏在解剖或功能上存在双重的传导途径时，激动可沿一条途径下传，又从另一途径返回，使在心脏内传导的激动持续存在，并在心脏组织不应期结束后再次兴奋心房或心室，这种现象称为折返激动。一般认为，环形运动和纵向分离是折返形成的方式。根据环形运动发生的部位，可表现为各种阵发性心动过速、扑动及颤动。

以下几个因素可以促进折返的形成：①心肌组织在解剖上存在环形传导通路。②在环形通路的某一点上形成单向传导阻滞，使该方向的传导终止，但在另一个方向上，冲动仍能继续传导。③回路传导的时间足够长，逆行的冲动不会进入单向阻滞区的不应期。④邻近心肌组织 ERP 长短不一。冲动的折返途径可能限定在非常小的心肌组织区域，如房室结或邻近心肌，也可发生在包括心房或心室壁的大部分区域。

单次折返可引起期前收缩，连续折返可引起阵发性室上性或室性心动过速，心房或心室的扑动和颤动等。

另外，心脏的传导还有一些特殊的现象，如干扰现象与干扰性脱节、隐匿性传导、超常传导和韦金斯基现象、室内差异性传导等。

二、心律失常的病因

可导致心律失常的病因多种多样，主要分为生理性和病理性两大方面。

（一）生理性因素

如运动、情绪激动、进食、体位变化、睡眠、吸烟、饮酒/咖啡、冷热刺激等，多为一过性，去除诱因后即恢复正常。引起的心律失常以房性期前收缩或室性期前收缩为主。

（二）病理性因素

1. 心血管疾病

（1）冠心病

冠心病可以出现各种类型的心律失常，包括窦性心律失常、房性心律失常、房室交界区性心律失常以及室性心律失常。其中以室性心律失常最为常见，包括室性期前收缩、室性心动过速、心室扑动和心室颤动。

（2）扩张型心肌病

在扩张型心肌病中，室性期前收缩普遍存在，也可出现室性心动过速及心室颤动；约 11% 的扩张型心肌病患者存在心房颤动；各种缓慢性心律失常也较为常见，如病态窦房结综合征、房室阻滞、室内阻滞等。

（3）肥厚型心肌病

约 3/4 的患者有室性心律失常，多数为室性期前收缩和非持续性室性心动过速，持续性室性心动过速则不常见。10% ~ 30% 的患者伴有心房颤动。也有部分患者伴有缓慢性心律失常。

（4）浸润性心肌病

淀粉样变性心肌病多见房室及室内阻滞、室性期前收缩及心房颤动。结节病可表现出严重的房室阻滞和室性心律失常，猝死是其最显著的特征。

（5）致心律失常性右心室心肌病

室性心律失常是其显著的临床表现，发作时的 QRS 波呈左束支阻滞型。室上性心动过速也较常见，约有 25% 的患者可合并快速性房性心律失常。房性与室性心律失常间无明确相关性。

（6）先天性心脏病

主要是房性心动过速，也可见窦房结功能异常及室性心动过速。先天性的心脏结构异常（如房室旁路）和手术造成的瘢痕都是导致心律失常的解剖及病理基础。

（7）慢性肺源性心脏病

慢性肺源性心脏病患者中心律失常的发生率为 80% ~ 95%，以房性心动过速较为多见，其中以紊乱性房性心动过速最具特征性，也可有心房扑动或心房颤动。

（8）心肌炎

病毒性心肌炎可引起各种室性心律失常、束支阻滞或房室阻滞，室上性心律失常也不少见。在非病毒感染性心肌炎中，Lyme 病可导致完全性房室阻滞，枯氏锥虫感染，又称 Chagas 病，可出现左束支阻滞和左前分支阻滞，常发展为完全性房室阻滞。巨细胞心肌炎是一种与自身免疫病相关的罕见的心肌炎，可出现各种心律失常，且往往出现在左心室功能不良之前。

（9）心脏离子通道病

包括长 QT 综合征、短 QT 综合征、Brugada 综合征、儿茶酚胺敏感性多形性室性心动过速，发作性室性心律失常（室性心动过速、尖端扭转型室性心动过速、心室颤动）和（或）猝死是其显著的特征。

2. 内分泌疾病

（1）甲状腺功能亢进

大部分患者表现为心动过速，以心房颤动最为常见，但也有部分患者合并缓慢性心律失常。

（2）甲状腺功能减退

主要表现为窦性心动过缓和传导阻滞。患者的 QT 间期有不同程度的延长，可导致部分患者出现室性心律失常，但相对少见。

（3）甲状旁腺疾病

甲状旁腺功能减退患者，多伴有 QT 间期显著延长，可导致尖端扭转型室性心动过速。甲状旁腺功能亢进患者则很少出现室性心律失常。

（4）嗜铬细胞瘤

最常见窦性心动过速，房性 / 室性期前收缩、阵发性室上性或室性心动过速也较为常见。

（5）肢端肥大症

约一半的肢端肥大症患者患有心律失常，主要为室性心律失常，也可见病态窦房结综合征和传导阻滞。

（6）糖尿病

糖尿病患者中 40% ~ 75% 出现各种心律失常，包括病态窦房结综合征、房性心律失常、室性心律失常及传导阻滞。而胰岛素所致的低血糖不仅可产生心电图改变，而且可以引起心脏供能、供氧阻碍，因而可出现各种心律失常。其中最常见的是房性成室性期前收缩及心房颤动，即使没有明显心脏病的患者，亦可出现心律失常。

3. 血管及脑部疾病

（1）蛛网膜下腔出血

心律失常主要出现在发病后的 48h 以内，以室性心律失常及缓慢性心律失常较为多见。仅极少数患者出现持续性室性心动过速、心室颤动等危及生命的心律失常。

（2）急性脑卒中

约有 70% 的患者可出现心律失常，主要出现在疾病初期，多为可逆性。

室性期前收缩、病态窦房结综合征和房室阻滞较为常见，而危及生命的心律失常并不常见。心律失常的发生及类型与脑卒中的部位相关。

（3）癫痫

大部分患者癫痫发作时都出现心动过速，可见频发房性期前收缩和室性期前收缩，偶见短阵室性心动过速。心律失常性癫痫是一种少见的、特殊类型的癫痫，表现为反复发作的心动过速，间歇期正常。癫痫合并猝死的发生率为0.05% ~ 0.2%，有证据表明心律失常可能是猝死的直接病因。

4. 药物或毒物影响

（1）抗心律失常药物

治疗剂量的抗心律失常药物对心脏有双重作用，既可抗心律失常，又可以导致新的心律失常，其发生率为5% ~ 20%，多发生在用药后最初几天。一般表现为期前收缩次数增加；室性心动过速由用药前的非持续性变成用药后的持续性，不易终止，伴血流动力学不稳定；出现难治性室性心动过速、心室颤动，甚至心律失常性死亡。

（2）强心苷类

如地高辛、毒毛花苷K及毛花苷丙，都可导致心律失常，其发生与药物浓度及患者的基础状态有关。特征性的心律失常包括房性心动过速伴不同比例的房室阻滞、非阵发性交界性心动过速、双向性室性心动过速；其他如多源频发室性期前收缩、阵发性室性心动过速、房颤合并几乎完全性房室阻滞等。

（3）中枢兴奋性药物

中枢兴奋药主要包括苯丙胺、甲基苯丙胺（冰毒）、可卡因、咖啡因、麻黄碱等。中毒后可以产生多种快速性心律失常，包括房性期前收缩、心房颤动、室上性心动过速、多源性室性期前收缩、室性心动过速、心室颤动等。

（4）抗精神失常药物

三环类抗抑郁药、抗精神病药急性中毒后，因抗胆碱作用、奎尼丁样膜抑制作用、受体阻滞作用，会产生严重的心律失常，包括窦性心动过速、房室和室内传导阻滞、心动过缓、室上性心动过速、室性心律失常、尖端扭转型室性心动过速、心室颤动等。

（5）化疗药物

如多柔比星，具有一定的心脏毒性，与总剂量相关，所发生的心律失常以室性期前收缩最为多见。

（6）乌头碱类中毒

摄入这种野生植物或者服用含有过量乌头碱的汤药会发生严重的中毒。乌头碱类中毒的心脏毒性主要表现为各种心律失常，如心动过缓、窦性心动过速、室性期前收缩、室性心动过速、心室颤动、心房颤动、房室阻滞等。

5. 电解质紊乱

如低血钾、高血钾、低血镁等，可导致各种心律失常，以缓慢性心律失常为主，常见的包括：窦性心动过缓、窦房传导阻滞、房室阻滞和室内传导阻滞。严重时可出现心脏停搏或心室颤动。

6. 麻醉、手术或心导管检查

（1）麻醉

在全身麻醉的患者中心律失常发生率为70%，其中室上性和室性心律失常占84%。麻醉药物、肌松药、缺氧和二氧化碳潴留、体温降低、麻醉操作、气管插管都可能在心律失常的发生中起一定作用。

（2）心脏手术

心律失常是心脏手术后常见的并发症之一，尤其在心内直视手术后，发生率可高达48%～74%。常见类型包括：①室性心律失常，包括室性期前收缩、室性心动过速、心室颤动等，是心脏手术后最常见的并发症；②房性心律失常，包括房性期前收缩、心房扑动、心房颤动；③房室阻滞，临床上常见于巨大的心室间隔缺损、法洛四联症等严重畸形纠正术后；④非传导性心动过缓，常见于体外循环中，心脏复跳后出现心肌收缩无力和心动过缓。

（3）非心脏手术

胸科手术后心律失常的发生率较高，其中以心房颤动较为多见。

（4）导管

各种心内导管操作可导致心律失常，以房性期前收缩和室性期前收缩较为多见，多与机械刺激相关。

7. 物理因素

如淹溺、冷冻、中暑等。淹溺可出现各种心律失常，甚至心室颤动。中暑以窦性心动过速、室性期前收缩、房性期前收缩更为突出。体温低于34℃，室性心律失常发生率增加，体温低于30℃，心室颤动的阈值降低。

第二节 缓慢性心律失常

一、窦性心动过缓

（一）定义

窦性心动过缓是指窦房结发出激动的频率低于正常下限 60 次 / 分，一般为 45 ~ 59 次 / 分，若窦性频率小于 45 次 / 分则为显著的窦性心动过缓。

（二）诊断标准

诊断窦性心动过缓，首先必须满足的条件是窦性心律，即电脉冲必须是由窦房结发出，其通过体表心电图上的 P 波予以表现，正常的 P 波电轴，通常 II 导联必须直立，aVR 导联必须倒置，I 和 aVL 导联必须直立。其次是窦性 P 波的频率小于 60 次 / 分。窦性 P 波后有无 QRS 波群及 PR 间期是否正常与窦性心动过缓的诊断依据无关。

（三）窦性心动过缓的原因

窦房结内有丰富的自主神经末梢，窦房结发出电脉冲的频率受交感和副交感神经双重控制。迷走神经张力增高，如运动员和健康的成年人，夜间睡眠时心率可在 50 次 / 分左右。迷走神经张力过度增高则可产生显著的窦性心动过缓，属于病理性。临床中最常见的窦性心动过缓的病因是急性下壁心肌梗死，下壁心肌和窦房结的血液通常由右冠状动脉供应。各种抗心律失常药物的应用，如 β 受体阻滞剂，也是窦性心动过缓常见的继发性原因，而有些难以解释的显著窦性心动过缓则是窦房结功能障碍的表现。

（四）治疗

窦性心动过缓多见于正常人，不引起临床症状，因而无须特殊治疗。如心率过于缓慢，导致心脑血管供血不足，表现为头晕、胸闷、心绞痛发作、心功能不全、中枢神经系统功能障碍、黑蒙或晕厥等症状时，则需给予阿托品、麻黄碱或异丙肾上腺素等，以提高心率。严重而持续的窦性心动过缓且伴有临床症状者，则应安装永久起搏器治疗。

二、窦性停搏和窦房阻滞

（一）定义

1. 窦性停搏

是指窦房结在较长的时间内不能发放电脉冲。窦房结停止发放电脉冲的时间可以较短，表现为停止数个心搏，也可以较长，称为窦性静止。

2. 窦房阻滞

窦房结发出的电脉冲在通过窦房结与心房肌组织连接部位时发生传导延缓或完全阻滞。

（二）诊断标准

1. 窦性停搏

心电图表现为在正常的窦性节律中，突然出现长的 PP 间期，长的 PP 间期与正常的窦性 PP 间期无倍数关系，长间歇内可出现交界性或室性逸搏或逸搏心律。

2. 窦房阻滞

依据阻滞程度的不同分为一度、二度和三度窦房阻滞。由于体表心电图不能直接记录到窦房结的激动电位，因此无法直接测定窦房结电位，P 波间距（SA 间期），即窦房结传导时间，只能根据窦性 PP 间期的改变间接推测窦房传导功能。

（1）一度窦房阻滞

是指窦房结发出的电脉冲在通过窦房连接部位时传导速度减慢，但每个窦性电脉冲均能传导至心房，导致心房的收缩，产生窦性 P 波。单纯从体表心电图上无法诊断一度窦房阻滞，因其窦性 PP 间期无改变，与正常窦性心律完全一样。倘若一度窦房阻滞合并窦性停搏长间期，如果长的 PP 间期小于短的 PP 间期的 2 倍，则提示存在一度窦房阻滞。其产生的机制为窦性停搏后，窦房传导功能有所恢复，传导速度加快、时间减少，导致长的 PP 间期小于短的 PP 间期的 2 倍。

（2）二度窦房阻滞

是指窦房结发出的电脉冲在通过窦房连接部位时不仅传导速度减慢，而且出现传导脱落，依据阻滞程度的不同分为二度 I 型窦房阻滞和二度 II 型窦房阻滞。

二度Ⅰ型窦房阻滞：又称为文氏型窦房阻滞。表现为窦性激动经窦房连接部位传导至心房的速度逐渐减慢、传导时间逐渐延长，直至最后一个窦性激动完全不能下传至心房，导致一次窦性P波的脱落，每次脱落后的第一次窦房传导因较长时间的间歇后可恢复至原来的传导速度。体表心电图的诊断有赖于PP间期的文氏变化规律：①在一个文氏周期中，PP间期进行性缩短，直至因窦性P波脱落而出现一个长的PP间期；②长的PP间期小于短的PP间期的2倍；③长间期后的第一个PP间期大于其前的PP间期。

二度Ⅱ型窦房阻滞：又称为莫氏型窦房阻滞。表现为窦房结的电脉冲经窦房连接部位传导至心房的速度、时间固定，但间歇发生窦性激动传出阻滞。体表心电图表现为：在规律的窦性PP间期中突然出现一个长的PP间期，此间期为窦性PP间期的整数倍。

（3）三度窦房阻滞

又称为完全性窦房阻滞。表现为窦房结发出的电脉冲完全不能经窦房连接部位传导至心房，导致心房收缩。体表心电图特征为：无窦性P波，但可有心房、房室交界区或心室发出的逸搏或逸搏心律。

（三）鉴别诊断

1. 窦性停搏与窦房阻滞

两者均出现长的PP间期，二度窦房阻滞的长PP间期为基本窦性心律PP间期的整数倍，而窦性停搏时长PP间期与短PP间期无倍数关系。

2. 窦性心律不齐与窦房阻滞

窦房阻滞时可出现PP间期的规律性变化，而窦性心律不齐的PP间期变化无上述规律，且多与呼吸相关。

3. 窦房阻滞与窦性心动过缓

窦房阻滞有时可表现为2：1窦房传导，即每隔1次窦性激动发生1次窦性不下传，表现为心率缓慢（30~40次/分），难与窦性心动过缓区分。如在体力活动或静注阿托品后，窦房传导功能改善，心率突然加倍，则可确定为二度Ⅰ型窦房阻滞。

4. 高血钾时窦室传导与窦房阻滞

高血钾时发生窦室传导，窦房结发出的电脉冲直接通过结间束传导至房室交界处而不激动心房，心电图上也无P波，这与三度窦房阻滞不同。

（四）病因

窦性停搏和窦房阻滞常由吞咽、咽部刺激、按摩颈动脉窦及气管插管等一过性强迷走神经刺激诱发。临床中多种药物，如洋地黄、β 受体阻滞剂、奎尼丁等 I 类抗心律失常药物以及高钾血症等也可引起暂时性窦性停搏和窦房阻滞。持续性窦性停搏和窦房阻滞多见于器质性心脏病，如冠心病，尤其是下壁心肌梗死、心肌病、心肌炎患者，而老年人则多数为窦房结功能不良所致。此外，外科手术、射频消融和损伤窦房结也可致窦性停搏和窦房阻滞。

（五）治疗

窦性停搏和窦房阻滞的临床症状不仅取决于疾病本身，还取决于心脏的自身代偿。不论是窦性停搏还是窦房阻滞，只要窦房结发出的电脉冲不能传导至心房，低位潜在的起搏点即发出冲动以代替窦房结功能，维持心脏跳动。逸搏心律的出现，对维持心脏的功能具有重要的代偿作用。这些低位的起搏点包括房室交界区、心室，少数情况下可出现心房逸搏。倘若窦性停搏过久，而心脏又无其他起搏点代替窦房结发出激动，心脏停止收缩，则可致心源性晕厥、阿 – 斯综合征，甚至猝死。对于因暂时性、一过性原因所致的窦性停搏和窦房阻滞，其处理主要是针对病因治疗。对伴有明显症状，如头晕、胸闷、心悸者，可给予阿托品、麻黄碱、异丙肾上腺素治疗，以防意外。如果窦性停搏或窦房阻滞频繁发作，出现晕厥或阿 – 斯综合征表现，应及时安装起搏器。

三、病态窦房结综合征

病态窦房结综合征（SSS）简称病窦综合征，是由于窦房结或其周围组织器质性病变导致窦房结冲动形成障碍，或窦房结至心房冲动传导障碍所致的多种心律失常和多种症状的综合病症。主要特征为窦性心动过缓，当在缓慢窦性心律基础上合并异位快速性心律失常时称为心动过缓 – 心动过速综合征（简称慢 – 快综合征）。大多于 40 岁以上出现症状。它不是一种疾病，而是多种疾病都可造成的窦房结器质性病变基础上发生的一组不同类型的心律失常。

当病变波及窦房结与房室交界处时，可出现几种混合心律失常，如窦性心动过缓合并房室传导阻滞；窦房传导阻滞合并房室传导阻滞；心房扑动或心房颤动合并房室传导阻滞；窦性心动过缓，窦房传导阻滞，窦性停搏不出现房室交界区性逸搏或逸搏心律，此即为双结病变，约 30% 的病态窦房结综合征患者合并双结病变。

（一）临床表现

临床表现轻重不一，可呈间歇发作性。多以心率缓慢所致脑、心、肾等脏器供血不足尤其是脑血供不足症状为主。轻者乏力、头昏、眼花、失眠、记忆力差、反应迟钝或易激动等，易被误诊为神经官能征，老年人还易被误诊为脑血管意外或衰老综合征。严重者可引起短暂黑矇、近乎晕厥、晕厥或阿－斯综合征发作。部分患者合并短阵室上性快速心律失常发作，又称慢－快综合征。快速心律失常发作时，心率可突然加速达100次/分以上，持续时间长短不一，心动过速突然中止后可有心脏暂停伴或不伴晕厥发作。严重心动过缓或心动过速除引起心悸外，还可加重原有心脏病症状，引起心力衰竭或心绞痛。心排出量过低严重影响肾脏等脏器灌注，还可致尿少、消化不良。慢－快综合征还可能导致血管栓塞症状。

本病是在持续缓慢心律的基础上，间有短暂的窦性心律失常发作。与中青年人比较，老年患者有以下特点：①双结病变多见，窦房结病变引起显著的窦性心动过缓、窦房阻滞及窦性静止，在此基础上如交界性逸搏出现较迟（≥2秒）、交界性逸搏心律缓慢（＜35次/分）或伴房室传导阻滞（AVB）者，说明病变累及窦房结和房室结，称为双结病变。老年人双结病变明显多于中青年人，提示老年患者病变广泛、病情严重。②慢－快综合征常见：老年患者在持续缓慢心律的基础上，较易出现短暂的异位快速心律失常（室上速、房扑、房颤），说明有心房病变，如伴有房室或束支阻滞，提示整个传导系统病变。③心、脑、肾缺血表现较突出：心律＜40次/min，常有脏器供血不足的表现，轻者乏力、头昏、眼花、失眠、记忆力减退、反应迟钝；重者发生阿－斯综合征。

（二）诊断

本病应以心律失常为依据，症状仅做参考，中青年人常用阿托品、异丙肾上腺素试验、食管心房调搏等检查来确诊。但老年人不宜做上述检查，而动态心电图基本能达到确诊目的，如最慢窦性心律＜40次/分，最长R-R＜1.6秒，则可诊断。

（三）鉴别诊断

鉴别诊断主要基于窦房结功能障碍的心电图表现，应排除迷走神经功能亢进或药物影响。早期或不典型病例的窦房结功能障碍可能呈间歇性发作，或以窦性心动过缓为主要或唯一表现，常难以确诊为本征。动态心电图、阿托品试验、异丙肾上腺素试验、心房调搏等检查有助于诊断。

（四）治疗

1. 病因治疗

首先应尽可能地明确病因，如冠状动脉明显狭窄者可行经皮穿刺冠状动脉腔内成形术，应用硝酸甘油等改善冠脉供血。心肌炎则可用能量合剂、大剂量维生素 C 静脉滴注或静注。

2. 药物治疗

对不伴快速性心律失常的患者，紧急治疗时可静脉试用阿托品、麻黄素或异丙肾上腺素以提高心率。一般静脉用药：可将烟酰胺 600 ~ 1000mg 溶于 10% 葡萄糖液 250 ~ 500mL 中静滴，每日 1 次；或给予环磷酰胺葡胺 180mg 溶于 10% 葡萄糖液 250 ~ 500mL 中静滴，每日 1 次；现常用氨茶碱 0.25 ~ 0.5mg 加入到葡萄糖液 250 ~ 500mL 中静滴，每日 1 次。口服可给予氨茶碱缓释片，避免使用减慢心率的药物如 β 受体阻滞剂及非二氢吡啶钙拮抗剂等。

中医治疗以补气、温阳、活血为主，可用人参加炙甘草汤、生脉散加四逆汤，成药有心宝、参仙生脉口服液。若在缓慢心率的基础上合并有各种早搏或阵发性房颤还可服用参松养心胶囊。

3. 安置人工心脏起搏器

（1）适应证

①症状较重：影响生活与工作，甚至发生晕厥、阿 – 斯综合征者。

②心率显著缓慢，有症状，药物治疗无效者。

③心动过缓 – 心动过速综合征：如在心室率慢的基础上屡发快速心律失常，药物治疗有困难者；快慢交替，快转为慢时停搏时间长，有生命危险者。

（2）临床作用

①避免因心脏暂时停搏而引起晕厥、阿 – 斯综合征的发作，起到保护起搏的作用。

②减轻因心率过慢引起的一系列症状：晕厥通常伴有心率的突然改变，常见于心动过速自发转为心动过缓时，可出现一个较长的窦性停搏及心脏传导系统低位起搏点的功能障碍，安置起搏器后症状可以消失。

③在伴有房室传导阻滞时：由于心率减慢，使心排血量减少，心肌收缩力减弱，可加重心力衰竭。安置心脏起搏器后，使心排血量增加，心力衰竭可减轻，症状得以改善。

④慢 – 快综合征时，应用抗心律失常药有一定的危险，因为对在心动过缓

基础上的心动过速，用抗心律失常药物，如 β 受体阻滞剂、普罗帕酮、胺碘酮等心动过速虽被控制，但这些抗心律失常药物对窦房结、房室结均有抑制作用，反而加重了心动过缓。

另外，对心动过缓应用加快心率的药物，如阿托品、异丙肾上腺素等，又可引起房性或室性心律失常或加重心动过速，安置起搏器后不仅对预防快速性心律失常的发生有一定作用，而且可以较安全地接受洋地黄危受体阻滞剂、普罗帕酮、胺碘酮等抗心律失常药治疗快速心律失常。

（3）人工心脏起搏器的选择

病态窦房结综合征的心动过缓常为持久性，所以，多需要安置永久性的按需型起搏器。理论上以右心房起搏的 AA Ⅰ 型起搏器较好，因心房起搏对房室协调的作用比较符合生理状态；右心室起搏不合乎生理状态，对血流动力学有不利影响。但在有房室传导阻滞时，必须安置双腔起搏器以 DDD 方式起搏。应强调，病态窦房结综合征患者可由单纯窦房结病变进展为双结病变，甚至全传导系统病变，因此，一般在安置双腔起搏器后以 AAI 方式工作较放心，当病情进展后可变为双腔起搏方式。如心脏扩大、心功能不全，符合安置三腔起搏器者可安置之。

第三节　快速性心律失常

一、窦性心动过速

窦性心动过速：成人窦性心律的频率超过 100 次 / 分。窦性心动过速时窦房结发放冲动的频率为 100 ~ 180 次 / 分，在年轻人中有可能会更高。体力活动中达到的最大心率随年龄增加而降低，20 岁时可达 200 次 / 分，80 岁时低于 140 次 / 分。窦性心动过速时 PP 间期可有轻度变化，尤其是在心率较慢时。

（一）临床表现

生理性窦性心动过速常无症状，病理性和药物性者除病因和诱因的症状外，可有心悸、乏力等不适，严重者可诱发心绞痛、心功能不全等。在结构性心脏病患者中，窦性心动过速可能造成心排出量降低或心绞痛，甚至促发另一种心律失常。原因可能是心室充盈时间过短，冠状动脉血流灌注不足。

不适当的窦性心动过速（IST）是一种临床上相对少见的综合征。该类患者表现为休息时心率持续性增快或窦性心律增快，与体力、情感、病理或药物的作用程度不相关或不成比例，通常没有器质性心脏病和其他导致窦性心动过速的原因。IST 患者中大约 90% 为女性，且常见于年轻女性，年龄一般在 20 ~ 45 岁，平均年龄为（38 ± 12）岁。

不适当的窦性心动过速其主要症状有心悸、气短、胸痛、头晕或近乎晕厥，有时 IST 可引起反复晕厥，因而可严重影响患者的生活质量，极少数情况下可导致心动过速性心肌病。

（二）诊断与鉴别诊断

心电图显示 P 波在Ⅰ、Ⅱ、aVF 导联直立，aVR 导联倒置，PR 间期 0.12 ~ 0.20 秒。频率大多为 100 ~ 150 次 / 分，偶尔高达 200 次 / 分。刺激迷走神经可使其频率逐渐减慢，停止刺激后又加速至原先水平。当心率超过 150 次 / 分时，须与阵发性室上性心动过速相鉴别。后者以突发突止为特征，而窦性心动过速常逐渐增快和逐渐减慢，在病因未消除时，持续时间较长。

IST 的诊断标准如下：

（1）P 波形态和心内电图的激动顺序与窦性心律相同。

（2）心率在静息或轻微活动的情况下过度增快，出现持续性窦性心动过速（心率> 100 次 / 分），心动过速（和症状）是非阵发性的。

（3）心悸、近乎晕厥等症状明确与该心动过速有关。

（4）24hHolter 监测平均心率超过 95 次 / 分，白天静息心率超过 95 次 / 分，由平卧位变为直立位时心率增快超过 25 ~ 30 次 / 分。

（5）采用平板运动的标准 Bruce 试验，在最初 90 秒的低负荷下，心率超过 130 次 / 分。

（6）排除继发性原因（如甲状腺功能亢进、嗜铬细胞瘤、身体调节功能减退等）。

（三）治疗策略

1. 治疗病因

如治疗心力衰竭，纠正贫血、控制甲状腺功能亢进、低血容量等。

2. 去除诱发因素

戒除烟、酒、咖啡、茶或其他刺激物（如具有交感神经兴奋作用的滴鼻剂等）。

3. 药物治疗

必要时应用 β 受体阻滞剂或非二氢吡啶类钙通道拮抗剂（如地尔硫䓬）减慢心率。

4. IST 的治疗

（1）药物治疗

IST 首选药物治疗，但药物治疗效果往往不好。可选用 $β_2$ 受体阻滞剂、钙拮抗剂（如维拉帕米和地尔硫䓬）和 Ic 类抗心律失常药或他们的组合。$β_2$ 受体阻滞剂对于大多数交感神经兴奋引起的 IST 是有益的，目前是治疗 IST 的一线药物，但对于迷走神经张力减退的 IST 疗效不佳。所有上述药物可以中等程度地降低窦房结的发放频率，但长期应用往往效果不佳，或者难以长期耐受。盐酸伊伐布雷定（If 电流阻滞剂）已在一些国家上市用于治疗一部分 IST。

（2）消融治疗

对于难治性 IST 患者，导管消融是一种非常重要的治疗方法，国内外已有不少成功的经验。

（3）消融策略

①完全窦房结消融：最初在界嵴上端开始消融，逐渐沿界嵴下移至界嵴下 1/3，以心率下降超过 50% 伴交界区逸搏心律为目标。其复发率低，但消融次数非常多，X 线曝光时间长，且异位房性心动过速和起搏器植入比例高。

②窦房结改良：由于窦房结起搏点可以很多，常用的方法是对电生理标测发作中或异丙肾上腺素诱发的窦性心动过速的最早激动点进行消融（最好放置一根 10 极或 20 极的界嵴电极导管），标测点的局部激动时间一般较体表心电图 P 波起始点提前 25～45ms，消融终点为基础心率下降至 90 次 / 分以下，以及在异丙肾上腺素作用下窦性心律下降 20% 以上。该方法可以明显降低最大心率和 24h 平均心率，但对最低心率没有影响。其起搏器植入的可能性明显降低。

③房室结消融加起搏器植入：在 IST 的早期治疗中曾采用过，但有些患者在术后仍可能有症状，且对于年轻人来说，代价太高，目前仅适用于其他方法无效的有严重症状的患者。

④外科消融：经心外膜途径消融，大约 $2cm^2$ 的窦房结区域被消融，以出现房性或交界区逸搏心律为终点。因其需要开胸手术和体外循环，以及有相应的并发症风险，仅于其他方法无效时采用。

目前大多数患者都采用窦房结改良的方法。心腔内超声和三维电标测系统、非接触性标测等可能提高成功率,降低 X 线曝光时间。其中三维电标测系统可同时显示被标测心腔的电激动和解剖结构两种信息,较心内超声引导更加精确,大大减轻了对窦房结的损伤程度,同时还避免了长时间透视对人体的损伤。不适当窦性心动过速消融的复发率高,再次消融后因合并窦房结损伤、窦性心动过缓而需植入永久起搏器的概率显著增加。

二、房性期前收缩

房性期前收缩,起源于窦房结以外心房的任何部位。较室性期前收缩少见。房性期前收缩在各年龄组正常人群中均可发生,儿童少见,中老年人较多见。各种器质性心脏病患者均可发生房性期前收缩,并经常是快速性房性心律失常出现的先兆。

(一)临床表现及预后

主要表现为心悸,可有胸闷、心前区不适、头晕、乏力、摸脉有间歇等。也可无症状。多为功能性,运动后或心率增快后房性期前收缩可减少或消失,预后大多良好。在各种器质性心脏病,尤其是冠心病、心肌病、风心病、肺心病、高血压性心脏病等患者,房性期前收缩的发生率增加,复杂性也增加,多为频发、持续存在、多源性、多形性、成对的或房性期前收缩二联律、三联律。多为病理性房性期前收缩,常在运动或心率增快后增多,易触发其他更为严重的心律失常,如室上性心动过速、房扑或房颤。其预后取决于基础心脏病的情况,如在冠心病和心肌病中,频发的、多源性的、成对的房性期前收缩常为房颤的先兆,而急性心肌梗死中频发房性期前收缩常是心功能不全的先兆或提示心房梗死。

(二)诊断与鉴别诊断

1. 诊断

心电图特征性表现为如下。

(1)P′波提早出现,其形态与基本心律的 P 波不同,PR 间期＞0.12 秒。

(2)P′波后可伴或不伴有相应的 QRS 波。P′波下传的 QRS 波形态与窦性 P 波下传的 QRS 波形态通常相同,有时亦出现宽大畸形的 QRS 波群,称为室内差异性传导。

(3)房性期前收缩常侵入窦房结,并使之提前除极,即发生节律重整,故代偿间期常不完全。但如房性期前收缩出现过缓,落在窦性周期后 20% 处,而此时窦性激动已开始释放,两者可在窦房连接处发生干扰,形成一个完全的代偿间期。

（4）提早畸形的 P′波之后也可无相应的 QRS 波，称为房性期前收缩未下传，需与窦性心律不齐或窦性静止鉴别。如在前一次心搏 ST 段或 T 波上找到畸形提早的 P′波，可确诊为房性期前收缩未下传。

（5）房性期前收缩可呈二联律、三联律或四联律或成对出现。多源性房性期前收缩起源于心房内多个异位起搏点，配对间期不等，P′波形态不同，常为房颤的先兆，也易引起干扰性房室脱节及形成短阵房性心动过速。

（6）颈动脉窦按摩、Valsalva 动作或其他兴奋迷走神经的手法能逐渐减慢窦性心动过速的频率。兴奋迷走神经的手法不能使较快的频率减慢。

2. 鉴别诊断

房性期前收缩伴室内差异性传导时应与室性期前收缩鉴别，鉴别点可以概括如下。

（1）QRS 波形

室内差异性传导的 QRS 波群常呈 RBBB（右束支阻滞）图形，即：① V1 导联 QRS 波群呈三相波形（rSR、rsR 或 rsr）者多为差异性传导，呈单相（R）或双相波形（qR、RS 或 QR）者为室性期前收缩的可能性大。② V1 导联 QRS 波群起始向量经常变化或与正常 QRS 波群起始向量相同者差异性传导可能性大，起始向量固定不变且与正常 QRS 波群起始向量不同者室性期前收缩可能性大。③期前收缩的 QRS 波形不固定者差异性传导可能性大，形态固定者室性期前收缩可能性大。

（2）QRS 波群与 P 波的关系

差异性传导的 QRS 波前一定有 P 波，而室性期前收缩的 QRS 波前无 P 波或无相关 P 波。

（3）心动周期长短

一般心搏的不应期长短与前一个心动周期长短成正比，即长心动周期后的期前收缩容易出现差异性传导，而室性期前收缩则无此规律。

（4）配对间期

差异性传导的配对间期常不固定，而室性期前收缩的配对间期常较固定，但据此判断有时出现错误。

（三）治疗策略

（1）健康人或无明显其他症状的人群，一般不需要特殊治疗。

（2）病因治疗：有特定病因者，如甲状腺功能亢进、肺部疾病、缺氧、洋地黄中毒、电解质紊乱等，应积极治疗病因。器质性心脏病患者，应同时针对心脏病本身，如改善冠心病患者冠状动脉供血，对风湿活动者进行抗风湿治疗，对心力衰竭患者进行相应的治疗等，当心脏情况好转或痊愈后，房性期前收缩常可减少或消失。

（3）消除各种诱因：如精神紧张、情绪激动、吸烟、饮酒过度、疲乏、焦虑、消化不良、腹胀等。应避免服用咖啡或浓茶等，镇静是消除期前收缩的一个良好的方法，可适当选用地西泮等镇静药。

（4）症状明显以及有可能引起心房颤动、心房扑动、阵发性房性心动过速和其他阵发性室上性心动过速等的频发而持久的房性期前收缩，多源、成对房性期前收缩等，以及器质性心脏病伴发房性期前收缩，可选用 β 受体阻滞剂等药物治疗。

（5）射频消融治疗。

三、室性期前收缩

室性期前收缩是指起源于希氏束分叉以下部位的心肌提前激动，是心室提前除极引起的。室性期前收缩是临床上常见的心律失常，其发生人群相当广泛，包括正常健康人群和各种心脏病患者。普通静息心电图正常健康人群的室性期前收缩检出率为 5%，而 24h 动态监测室性期前收缩的检出率为 50%。室性期前收缩的发生与年龄的增长有一定的关系，这种增长关系与心血管疾病无关。在冠心病患者，室性期前收缩的发生取决于病变的严重程度，在急性心肌梗死发生后的 48h 内，室性期前收缩的发生率为 90%，而在以后的 1 个月内下降至16%，此后 1 年内室性期前收缩的发生率约 6.8%。

（一）病因、发病机制

心功能不全、心肌局部组织的纤维化、异常的室壁张力、交感神经张力增高和电解质紊乱等可增加室性期前收缩的发生。室性期前收缩的发生与左心功能有关。左心室射血分数进行性下降时，室性期前收缩和短阵性室性心动过速的发生率均增加。对冠心病患者动态监测时发现，室性期前收缩的发生率为 5%，而当射血分数低于 40% 时，室性期前收缩和短阵性室性心动过速的发生率升至15%。

（二）诊断和鉴别诊断

1. 心电图特征性表现

（1）提前出现的宽大畸形的 QRS 波，时限大于 120ms。

（2）QRS 波前无相关的 P 波，有时可出现逆行的 P 波，则 RP' 间期＞0.1秒，少数逆行 P 波再折返激动心室，可引起逆传心搏。

（3）T 波与 QRS 主波方向相反。

（4）常有完全代偿间期。表现为一个室性期前收缩前后的 RR 间距等于窦性周期的 2 倍。如代偿间期不完全，常见于严重的窦性心动过缓。基本心率较慢时，室性期前收缩可插入两个连续的基本心搏之间，形成插入性期前收缩。

2. 对于室性期前收缩危险的评价，应综合上述多种因素考虑

据中华心血管病学会的建议，临床上如有以下情况应予以重视。

（1）有眩晕、黑目蒙或晕厥先兆等临床症状。

（2）有器质性心脏病基础，如冠心病、急性心肌梗死、心肌病、心脏瓣膜病、高血压等。

（3）心脏结构和功能改变，如心脏扩大、左心室射血分数减低（＜40%）或心力衰竭等。

（4）心电图表现为多源、成对、成串的室性期前收缩及在急性心肌梗死或 QT 间期延长的基础上发生的 R-on-T 现象。对于临床上无明显症状、无器质性心脏病基础、无电解质紊乱的健康人的单纯性室性期前收缩，多无重要意义。

（二）临床表现及预后

最常见的症状是心悸。这主要由期前收缩后的心搏增强和期前收缩后的代偿间歇引起。有时患者会有心前区重击感及头晕等感觉。心悸往往使患者产生焦虑，而焦虑又可使儿茶酚胺增加，使室性期前收缩更为频繁，这就产生了恶性循环。如果室性期前收缩触发其他快速性心律失常则可出现黑矇及晕厥症状。

室性期前收缩的预后取决于期前收缩出现的类型、是否触发快速性心律失常及患者器质性心脏病的严重程度，在不同人群其预后是不一样的。

1. 正常健康人群

绝大多数正常健康人群的室性期前收缩不增加猝死的发生率，预后良好。

2. 非缺血性心脏扩大

此类患者死亡主要与疾病本身有关。

3. 心肌肥厚

左心室肥厚患者其室性期前收缩的发生率高于无左心室肥厚者，但其比例关系远不及上述死亡率之间的关系，说明左心室肥厚的高死亡率与室性期前收缩只有部分关系。

4. 冠心病

短阵性室性心动过速和频繁室性期前收缩对冠心病患者预后的影响取决于心律失常在疾病过程中出现的时间。

（三）治疗

1. 缓解症状

（1）首先将心律失常的本质告诉患者，解除其焦虑状态。

（2）对确有症状需要治疗的患者，一般首先应用 β 受体阻滞剂或钙拮抗剂。在器质性心脏病患者，尤其是伴心功能不全者，由于 I 类抗心律失常药物能增加患者的死亡率，此时常选用胺碘酮。

（3）对 β 受体阻滞剂和钙拮抗剂治疗不敏感的患者，则应予电生理检查和导管射频消融。导管消融这类心律失常风险很小，成功率较高。

2. 预防心源性猝死

对于器质性心脏病患者伴频发室性期前收缩或短阵性室性心动过速，其治疗的目的是预防心源性猝死的发生。

3. 处理原则

对于少数起源于特殊部位的期前收缩（如右心室流出道），在一线药物治疗无效时可考虑射频消融治疗。

无症状且无器质性心脏病患者的室性期前收缩及短阵性室性心动过速根本无须治疗。

扩张型心肌病患者的室性期前收缩及短阵性室性心动过速，因药物治疗并不降低总体死亡率及猝死发生率，在无症状时也无须药物治疗。但如确有症状，应采用上述缓解症状的治疗原则。

心肌肥厚时，短阵室性心动过速对预测猝死的发生有一定的意义，但其阳性预测率较低，且药物治疗并不能降低猝死发生率。因此在心肌肥厚伴频繁室性期前收缩及短阵室性心动过速时，治疗仍以改善症状为主。

冠心病伴明显心功能不全者出现频繁或复杂的室性期前收缩及短阵室性心动过速，其猝死的危险性是较大的。此时应首先处理心肌缺血，包括药物和非药物措施。如纠正心肌缺血后心律失常仍然存在，则必须评价心功能。若射血分数＞40%，则无须进一步治疗；若射血分数＜40%，则需进行电生理检查指导治疗。电生理检查诱发出持续性室性心动过速，予以安装植入型心律转复除颤器（ICD）治疗；未诱发出持续性室性心动过速者予以药物治疗。β受体阻滞剂和血管紧张素转化酶抑制剂（ACEI）能降低总体死亡率，在无禁忌证时都应使用。对于这类患者，胺碘酮也是安全有效的药物。

轻度心功能不全伴室性期前收缩及短阵室性心动过速者，其治疗重点在于改善心功能，抗心律失常治疗同无器质性心脏病患者。严重心功能不全伴上述心律失常且未排除缺血性心脏病的患者，胺碘酮治疗可改善长期预后。

四、房室交界区性期前收缩

起源于房室交界区，可前向与逆向传导。房室交界区性期前收缩较少见，正常人和心脏病患者均可出现，预后一般较好。但在急性心肌缺血、心肌炎、风湿性心脏病及心力衰竭患者发生洋地黄中毒、低血钾时，可出现频发的房室交界区性期前收缩，甚至交界性心动过速，危险性增加。而起源点较低或出现过早的房室交界区性期前收缩，有时会诱发室性心律失常，增加猝死的危险性。

（一）诊断和鉴别诊断

1. 诊断心电图表现

（1）提前出现的 QRS 波，其形态与窦性心律 QRS 波基本相同，也可因不同程度的室内差异性传导而有所变化。

（2）逆行 P′波（n、aVF 导联倒置，aVR 导联直立），可位于 QRS 波群之前（PR 间期＜0.12 秒）、之中、之后（PR 间期＜0.20 秒），其位置取决于期前收缩前向及逆向传导时间。

（3）如房室交界区性期前收缩侵入窦房结，使窦房结除极后再重建窦性周期，表现为不完全的代偿间歇；如冲动不侵入窦房结，则表现为完全的代偿间歇。

2. 鉴别诊断

与室性期前收缩的鉴别要点：

（1）异位 QRS–T 波形：室性期前收缩与窦性心律 QRS 波大致相同；房室交界区性期前收缩与窦性心律 QRS 波基本相同，伴室内差异性传导时，QRS–T 波形宽大畸形。

（2）室性期前收缩多无逆向 P– 波，如有则位于 QRS 波之后，RP– 间期
＞ 120ms；房室交界区性期前收缩可有逆向 P– 波，P– 波位于 QRS 波之前，P–R
间期＜ 120ms。

（3）室性期前收缩的异位 QRS–T 波易变性小；房室交界区性期前收缩异
位 QRS–T 波易变性大。

（4）室性期前收缩可有室性融合波，房室交界区性期前收缩少见室性融
合波。

（二）治疗

房室交界区性期前收缩的治疗与房性期前收缩相同。

（1）去除诱因。

（2）治疗病因。

（3）可选用 β 肾上腺素能受体阻滞剂、钙离子拮抗剂等药物治疗。

第四节　心房颤动

心房颤动是一种室上性心律失常，特点为心房活动不协调，继之心房功能
恶化。在心电图上，房颤表现为正常的 P 波被大小、形状、时限不等的快速震
荡波或纤维颤动波所取代。如果房室传导正常，则伴有不规则的、频繁的快速
心室反应。心室对房颤的反应性取决于房室结的电生理特性、迷走神经和交感
神经的张力水平，以及药物的影响。

一、心房颤动的分类

根据房颤的临床特点可分为初发房颤、阵发性房颤、持续性房颤、持久性
房颤及急性房颤。

初发房颤：为首次发生的房颤，不论其有无症状和能否自行复律。

阵发性房颤：指持续时间＜ 7 日的房颤，一般＜ 48h，多为自限性。

持续性房颤：持续时间＞ 7 日的房颤，一般不能自行复律，药物复律的成
功率较低，常需电复律。

持久性房颤：复律失败或复律后 24h 内又复发的房颤，对于持续时间＞ 1 年、

不适合复律或患者不愿复律的房颤也归于此类；有些文献提及的"长期持续性房颤"和既往定义的"永久性房颤"亦归类于此。

急性房颤：指发作时间< 48h 的房颤，包括初发房颤和阵发性房颤的发作期，持续性房颤和持久性房颤的加重期，有部分患者尚可出现血流动力学不稳定的临床表现。

此外，有些房颤患者，不能获得房颤病史，尤其是无症状或症状较轻者，可采用新近发生的或新近发现的房颤来命名，后者对房颤持续时间不明的患者尤为适用。

多数房颤由器质性心脏病引起，包括高血压、冠状动脉粥样硬化性心脏病、心脏瓣膜病、心力衰竭、心肌病等。另外，一些其他系统疾病也可引起房颤，如慢性支气管炎及慢性阻塞性肺疾病、睡眠呼吸暂停综合征、甲状腺功能亢进等。除了上述疾病和相关因素可以引发房颤，30% ~ 45% 的阵发性房颤和 20% ~ 25% 的持续性房颤发生在没有明确基础心肺疾病的患者，被称为特发性房颤。年龄< 60 岁的特发性房颤也被称为孤立性房颤。

继发于急性心肌梗死、心脏手术、心肌炎、甲状腺功能亢进或急性肺脏病变的房颤，应区别考虑。因为在这些情况下，控制房颤发作的同时治疗基础疾病，往往可以消除房颤的发生。

二、房颤的临床表现

房颤的临床表现多种多样。轻者可完全无症状，一些患者在体检中无意发现。一般而言，阵发性房颤易被患者感知，而持续性或持久性房颤，心室律比较规整、心率接近正常范围，可无明显不适。

常见症状：心慌、胸闷、气短、呼吸困难、头晕、疲乏。

当窦房结功能障碍的患者复律时、主动脉狭窄或肥厚型心肌病心率过快时以及存在房室旁路时，易产生黑目蒙或晕厥。快房颤伴显性预激，可以导致心源性猝死。

若有基础心脏病，则合并基础心脏病表现，如胸痛或心力衰竭的症状等。

阵发性房颤上述症状均可以表现为突发突止。

房颤若发生血栓栓塞，可出现栓塞的相应症状。

体征：房颤患者在听诊时可发现心律绝对不齐、心音强弱不等，并且有脉搏短绌（脉率小于心率）的情况。房颤发作时心室率可以快至 100 ~ 200 次 / 分，也可能因房室阻滞或隐匿性传导而出现心率缓慢或长 RR 间歇。有些患者可表现为慢 – 快综合征，即在阵发性房颤之间表现为窦性心动过缓、窦房阻滞，甚至可见窦性停搏。

房颤的诊断主要靠心电图，表现为 P 波消失，代之以快速而不规则的心房波，称为房颤波或者 f 波，频率为 350 ~ 600/ 分，在 Ⅱ、Ⅲ、aVF 和 V$_1$ 导联比较清楚。房颤波的大小与房颤类型、持续时间、病因、左心房大小和纤维化程度等有关。左心房扩大不明显的阵发性房颤其房颤波较为粗大（称为粗颤）；持续时间较长、左心房明显扩大的慢性房颤其房颤波较为细小（称为细颤）。有时心房电活动较小，细颤波几乎呈水平线，此时要靠 RR 间期来判断房颤。部分房颤可与房颤相互转换，称为不纯性房颤。

房颤时 RR 间期绝对不规则，QRS 波形态多正常，也可发生室内差异性传导而致 QRS 波宽大畸形，易出现在长 RR 间期之后，即长短周期现象。房颤时若 RR 间期规则，且为窄 QRS 波，应考虑并存三度房室阻滞（心室率＜ 60 次 / 分），或非阵发性房室交界区性心动过速，如使用了洋地黄类药物，应考虑洋地黄中毒。房颤时合并宽 QRS 波，且节律整齐，频率较快（＞ 100 次 / 分），应考虑合并室性心动过速。房颤时合并宽 QRS 波，RR 间期仍然绝对不规则，应考虑合并左右束支阻滞或房室旁路前向传导。

如普通 12 导联心电图未能捕捉到房颤，可以通过动态心电图、电话或远程心电图监测等方式诊断。经胸超声心动图可以发现房颤患者的基础心脏病以及心房的大小。经食管超声心动图则可以评估心房尤其是左心耳的附壁血栓。

对于房颤患者的临床评估，应该明确房颤的发作方式、类型、频率、原发疾病、基础心脏病变、对心功能的影响、合并症等。

三、心房颤动的药物治疗

房颤的药物治疗目标包括针对基础疾病的上游治疗，预防血栓栓塞，控制心律或预防房颤复发，控制心室率。针对不同房颤患者，药物治疗策略应充分体现个体化，要结合以下几个方面：①房颤的类型和持续时间。②症状的有无和严重程度。③并存的心血管疾病及卒中危险因素。④年龄。⑤合并用药情况等。

（一）针对房颤基质和基础心血管疾病的上游和下游治疗

对于可能引起房颤的疾病进行干预，减少新发房颤，被称为房颤的一级预防或上游治疗；对已经发生房颤的患者，通过应用非抗心律失常药物改变房颤的发生和维持机制，减少房颤的发生或并发症，是房颤的二级预防或下游治疗。两种治疗策略扩展了房颤的传统治疗视野。已有的临床研究证实，血管紧张素转换酶抑制剂（ACEI）或血管紧张素受体拮抗剂（ARB）单用或联合抗心律失常药物有助于减少新发生房颤风险，或预防房颤复发、减少相关并发症。对于高血压患者，理想的血压控制，尤其是应用 ACEI 或 ARB 制剂满意地控制血压，可减少新发生房颤或预防房颤复发。

（二）心率控制与心律控制

理论上，心律控制与心率控制相比可以降低死亡率和卒中的发生率。但一系列的临床研究显示，心律控制和心率控制两种治疗策略在改善患者预后和减少并发症方面没有明显差异。产生这一结果的主要原因是研究中所用的传统 I 类和Ⅲ类抗心律失常药物在减少房颤复发的同时没有明显减少患者的并发症发生率和死亡率，进一步的研究发现满意控制心室率可以改善房颤患者的症状，但不改善患者的预后。

房颤转复为窦性心律后不仅能消除症状，改善血流动力学，减少血栓栓塞，还能消除或逆转心房重构。对于年轻患者，特别是阵发性孤立性房颤，最初治疗目标应为心律控制。但多数情况下，需要心律和心率同时控制。转复药物包括 I a 类、 I c 类和Ⅲ类抗心律失常药，但这些药物的毒副作用偶可导致严重室性心律失常，转复时需要心电监护。在合并心脏明显增大、心力衰竭及电解质紊乱的患者，应特别警惕这类并发症的发生。

1. 复律的药物

临床常用于转复房颤的药物有胺碘酮、普罗帕酮、多非利特和伊布利特等。其中，普罗帕酮及伊布利特为 I 类推荐药物，胺碘酮为Ⅱa 类推荐药物。

（1）胺碘酮

口服起始剂量为每日 0.6 ~ 0.8g，分次口服，总量至 6 ~ 10g 后改为维持剂量每日 200 ~ 400mg。胺碘酮负荷量的大小与患者的体重关系密切，体重越大，所需负荷量越大。静脉注射胺碘酮常用剂量为 3 ~ 7mg/kg，缓慢注射，每日 0.6 ~ 1.2g。对有器质性心脏病者（包括左心室功能障碍）应首选胺碘酮。胺碘酮的不良反应包括心动过缓、低血压、视觉异常、甲状腺功能异常、肝功能损害、肺毒性、静脉炎等。

（2）普罗帕酮

每日 450 ~ 600mg，每日 3 次口服。静脉注射常用剂量为 1.5 ~ 2mg/kg，缓慢注射。普罗帕酮不良反应包括快速的房扑、室性心动过速、室内阻滞、低血压、复律后心动过缓。对于房颤合并器质性心脏病者普罗帕酮应当慎用或不用，对于心力衰竭或严重阻塞性肺病患者应当避免使用。

（3）多非利特

口服用于转复房颤和心房扑动，对心房扑动的转复效果似乎优于房颤。通常在服药后数天或数周后显效，常用剂量为 0.125 ~ 0.5mg，每日 2 次。当肌酐清除率＜ 20mL/min 时禁用。

（4）伊布利特

静脉注射后 1h 起效。转复心房扑动的效果优于房颤，对近期发生的房颤疗效较好。常用剂量为 1mg，10min 后可重复使用 1 次。4% 左右的患者服药后可发生尖端扭转型室性心动过速，易发生于女性患者。因此，该药应在院内监护条件下使用，心电监护的时间不应少于 5h。左心室射血分数很低的心力衰竭患者容易发生严重室性心律失常，应避免使用。

由于不良反应较为严重，目前已很少使用奎尼丁和普鲁卡因胺转复房颤。丙吡胺和索他洛尔转复房颤的疗效尚不确定。静脉使用短效类 β 受体阻滞剂对新发房颤的转复有一定疗效，但作用较弱。

2. 复律后维持窦性心律的药物

房颤恢复窦性心律后，多数患者仍需要服用抗心律失常药物来预防房颤的复发。长期应用抗心律失常药物时，所选药物的安全性至关重要，对于合并基础心脏疾病的房颤患者，不少抗心律失常药物可导致心功能恶化或有严重的致心律失常作用，应谨慎使用。临床常用于维持窦性心律的药物有胺碘酮、多非利特、普罗帕酮、β 受体阻滞剂、索他洛尔及决奈达隆等。

（1）胺碘酮

胺碘酮维持窦性心律的疗效优于Ⅰ类抗心律失常药和索他洛尔。常用剂量为每次 200mg，每日 1 次口服，长期应用时部分患者 200mg 隔天 1 次也能维持窦性心律。由于胺碘酮心脏外的不良反应发生率较高，将其列为二线用药。对伴有器质性心脏病患者，胺碘酮仍为首选药物。

（2）β 受体阻滞剂

维持窦性心律的作用低于Ⅰ类或Ⅲ类抗心律失常药，但长期应用不良反应少。初次应用宜从小剂量开始，靶目标为清晨静息状态下心率不低于 55 次 / 分。

（3）多非利特

在复律后，多非利特减少房颤复发。用药后尖端扭转型室性心动过速的发生率约为 0.8%，大多发生在用药后的前 3 天。因此应该院内开始用药，并根据肾功能和 QT 间期延长的情况调整剂量。常用剂量为每次 0.25 ~ 0.5mg，每日 2 次口服。

（4）普罗帕酮

预防房颤复发的有效性不如胺碘酮。与其他 I c 类药物一样，由于存在促心律失常作用风险，普罗帕酮不应用于缺血性心脏病、心功能不全和明显左心室肥厚的患者。常用剂量为每日 450 ~ 600mg，每日 3 次口服。

（5）索他洛尔

虽然其转复房颤的疗效差，但预防房颤复发的作用与普罗帕酮相当。对合并哮喘、心力衰竭、肾功能不全或 QT 间期延长的患者应避免使用。尖端扭转型室性心动过速发生率为 4%，且与用药剂量相关，用药期间应监测心电图变化。常用剂量为每次 80 ~ 160mg，每日 2 次口服。

（6）决奈达隆

Ⅲ类抗心律失常药，与胺碘酮作用相似但不含碘，故心外不良反应较少。临床试验结果显示，决奈达隆能降低房颤患者的心血管疾病住院率和心律失常死亡率，但其维持窦性心律的有效性不如胺碘酮。该药已于 2009 年经美国 FDA 批准用于房颤患者的治疗。常用剂量为每次 400mg，每日 2 次。禁用于严重心力衰竭和二度或以上房室阻滞患者。

由于严重不良反应，现已不推荐普鲁卡因胺和奎尼丁用于治疗维持窦性心律。非二氢吡啶类钙拮抗剂有降低心室率的作用，因此可改善阵发性房颤患者的症状，但预防房颤复发的作用尚不确定。

在维持窦性心律的治疗中选择抗心律失常药物时，应依据患者基础心脏疾病、心功能状态和左心室肥大程度来决定。

3. 控制心室率的目标和药物

快而不规则的心室率是引起房颤患者心悸不适症状的主要原因，心室率控制较为安全，患者依从性较好。但由于房颤心律仍存在，房颤引起的心室射血量减少和可能发生的栓塞危险性仍然存在。症状明显的老年患者，持续性房颤伴高血压或心脏病，最初治疗目标以控制心率较为合理。一般认为，对大多数房颤患者，静息时心室率应控制在 60 ~ 80 次 / 分，中度活动时，心室率应控制在 90 ~ 115 次 / 分。

控制心室率的药物主要作用于房室结，延长房室结不应期。对血流动力学稳定的患者，可口服给药控制心室率。需要尽快控制心室率时，可静脉给药。一般首选 β 受体阻滞剂和非二氢吡啶类钙拮抗剂，一种药物控制效果不好时，可联合用药。当房颤合并预激综合征时，静脉应用 β 受体阻滞剂、洋地黄、钙拮抗剂，减慢房室结的传导而加快房室旁路的前传，应为禁忌，可应用胺碘酮。对合并心力衰竭但无房室旁路的房颤患者，紧急时可静脉应用洋地黄或胺碘酮控制心室率，平时可口服 β 受体阻滞剂和洋地黄控制心室率。近来的研究显示，在心力衰竭伴房颤患者中，长期应用 β 受体阻滞剂控制心室率可改善患者的预后，而单纯应用洋地黄制剂则没有改善心力衰竭伴房颤患者预后的作用。

（1） β 受体阻滞剂

静脉用美托洛尔或艾司洛尔等 β 受体阻滞剂可快速控制房颤心室率，对交感神经活性高者效果更好。主要不良反应有血压降低、头晕、头痛、乏力等，禁用于低血压、二度或以上房室阻滞、病态窦房结综合征、重度或急性心力衰竭、严重的外周血管病等。美托洛尔口服维持剂量每次 12.5 ~ 100mg，每日 2 次。静脉注射剂量为 2.5 ~ 5mg（5min 内注射完毕），可每隔 5min 注射 1 次，重复 3 次。比索洛尔口服维持剂量为每次 1.25 ~ 10mg，每日 1 次。艾司洛尔 500 μ g/kg，静脉注射 1min 以上，5min 起效，维持剂量为 60 ~ 200 μ g/（kg·min）。

（2）非二氢吡啶类钙拮抗剂

维拉帕米和地尔硫䓬静脉注射均能有效控制心室率，药物作用时间短，需要持续静脉点滴。非二氢吡啶类钙拮抗剂有负性肌力作用，收缩功能障碍的心力衰竭患者慎用，适用于有支气管痉挛或慢性阻塞性肺疾病的患者。主要不良反应为血压下降和加重心力衰竭，其他还包括恶心、便秘等。禁用于低血压、二度或以上房室阻滞和病态窦房结综合征等。地尔硫䓬常用口服剂量为每次 30 ~ 60mg，每日 3 次。静脉注射用量为 10mg 缓慢推注，15min 后可重复应用。维拉帕米口服剂量为每次 40 ~ 80mg，每日 3 ~ 4 次。静脉注射用量为 5 ~ 10mg，缓慢推注 5min，如无效可 15min 后重复 1 ~ 2 次。

（3）地高辛

主要作用是降低交感神经兴奋性，可有效降低静息时心率。地高辛不是房颤快速心室率治疗的一线用药，即使对心力衰竭伴房颤患者也应首先考虑应用 β 受体阻滞剂，再根据病情需要加用地高辛。地高辛口服剂量为每次

0.125 ~ 0.25mg，每日 1 次，从小剂量开始。毛花苷丙静脉注射剂量为 0.4 ~ 0.8mg，缓慢推注。

（4）胺碘酮

其他药物控制房颤患者心室率无效时可以应用胺碘酮，根据病情需要可静脉或口服给药。因长期应用不良反应大，胺碘酮只作为控制心室率的二线用药。

四、心房颤动的抗凝治疗

房颤是卒中的独立危险因素，非瓣膜性房颤患者卒中的危险性是窦性心律者的 5.6 倍，瓣膜病合并房颤患者卒中的危险性是窦性心律者的 17.6 倍；而且当卒中患者合并房颤时，其病死率和病残率也显著高于窦性心律者。因此，预防房颤引起的栓塞性事件，是房颤治疗策略中重要的一环，也是前瞻性随机多中心研究较多、结果比较肯定的治疗策略。在有血栓栓塞危险因素的房颤患者中，应用华法林进行抗凝治疗是经典的可以改善患者预后的药物治疗手段。

（一）危险因素及危险分层

房颤患者卒中的独立危险因素有多种。其中，风湿性二尖瓣狭窄、既往有血栓栓塞病史为高危因素；年龄 ≥ 75 岁、高血压、心力衰竭、左心室收缩功能受损（EF ≤ 35% 或 FS < 25%）和糖尿病为中危因素；年龄 65 ~ 74 岁、女性和冠心病为低危因素。有 1 个高危因素或 1 个以上中危因素的房颤患者为发生卒中的高危人群，有 1 个中危因素或 1 个或多个低危因素的房颤患者为发生卒中的中危人群，年龄＜65 岁、没有器质性心脏病、不伴有卒中危险因素（性别除外）的房颤患者是卒中的低危人群。CHADS2 评分法根据患者是否近期有心力衰竭、高血压、年龄＞75 岁、糖尿病和血栓栓塞病史确定房颤患者的危险因素，CHADS2 评分＞2 分提示患者具有高危的血栓栓塞危险因素。

房颤的危险分层不同，所需的抗凝方法也不同。一般而言，如无禁忌证，高危患者需华法林治疗，低危患者采用阿司匹林 81 ~ 325mg/d 治疗，而中危患者建议选用华法林，也可以考虑应用阿司匹林治疗。阵发性房颤与持续性或持久性房颤具有同样的危险性，其抗凝治疗的方法均取决于危险分层。房颤的抗凝治疗原则与房颤相同。

（二）抗凝药物的选择

华法林疗效确切，但需要定期监测国际标准化比率（INR）。近来的 RELY 研究提示，口服小剂量直接凝血酶抑制剂达比加群（110mg，bid）预防房颤患者血栓栓塞事件的有效性与华法林相似，并可降低大出血的发生率，且不需监测 INR。而大剂量达比加群（150mg，bid）与华法林相比可进一步降低血栓栓塞事件，大出血的发生率与华法林相近。阿司匹林预防房颤患者卒中的有效性远不如华法林，但优点是服药方法简单，不需要监测 INR，出血危险性低。不建议阿司匹林与华法林联合应用，因其抗凝作用不优于单独应用华法林，而出血的危险却明显增加。氯吡格雷也可用于预防血栓形成，临床多用 75mg 顿服，其优点是不需要监测 INR，出血危险性低，但预防卒中的效益远不如华法林，氯吡格雷与阿司匹林合用预防卒中的作用也不如华法林，但与单用阿司匹林（75 ~ 100mg/d）相比可使卒中发生率减少 28%，出血的风险也相应增加。

当房颤持续时间在 48h 以内，行药物或电复律前不需要抗凝。如果房颤持续时间不明或＞48h，临床可有两种抗凝方案。一种是先行华法林抗凝治疗，INR 达到治疗强度 3 周后复律；另一种是经食管超声心动图检查，如果没有发现心房血栓，静脉注射肝素后复律。复律后肝素和华法林合用数日，在 INR 达到治疗强度后停用肝素，继续应用华法林。在房颤转复后短时间内，心房的收缩功能恢复不完全，患者仍然有发生血栓栓塞的可能，应继续应用华法林抗凝治疗至少 4 周。转复房扑和房性心动过速有与转复房颤相近的血栓栓塞风险。

患者行冠状动脉介入治疗时，为了预防穿刺部位出血可暂停华法林抗凝，术后应尽早恢复。围术期可短期应用阿司匹林，但氯吡格雷应该与华法林（INR 1.6 ~ 2.5）联合应用，植入金属裸支架者氯吡格雷至少应用 1 个月，植入紫杉醇药物支架者氯吡格雷至少应用 3 个月，而植入西罗莫司药物支架者氯吡格雷至少应用 6 个月，特殊患者氯吡格雷可应用 12 个月，以后在没有冠状动脉缺血事件发生时可单独应用华法林。在联合应用华法林和氯吡格雷或小剂量阿司匹林时应严密监测 INR。

（三）抗凝强度及目标值

华法林抗凝治疗的效益和安全性取决于抗凝治疗的强度和稳定性。欧美国家的临床试验证实，抗凝强度为 INR 2.0 ~ 3.0 时，可以有效预防脑卒中事件，使脑卒中年发生率从 4.5% 降至 1.5%，相对危险性降低 68%。如 INR ＜ 2.0，出血并发症少，但预防血栓形成的作用减弱；INR ＞ 4.0，血栓形成减少，但出血并发症显著增多。日本的一项房颤患者脑卒中二级预防研究发现，保持 INR 1.5–2.1 的抗凝治疗较 INR 2.2 ~ 3.0 的抗凝治疗严重出血并发症减少，而缺血性脑卒中的发生率差别不明显。国内的研究对 INR 维持在 1.5 ~ 2.5 和 2.0 ~ 3.0

时华法林预防房颤患者血栓栓塞事件的疗效及安全性进行评价，提示保持 INR 2.0 ~ 2.5 可能较为适合中国人群。中国人服用华法林的最佳抗凝强度还需要前瞻性的较大样本的临床研究进行评估。

（四）抗凝治疗的监测及随访

华法林初始剂量为 2.5 ~ 3.0mg/d，2 ~ 4 日起效，5 ~ 7 日达治疗高峰。开始治疗时应每周监测 INR1 ~ 2 次，稳定后每月复查 1 ~ 2 次。华法林剂量根据 INR 调整，如 INR < 1.6，则增加华法林的剂量，如 INR > 2.8，则减少华法林的剂量。华法林剂量每次增减的幅度在原剂量的 1/4 左右，剂量调整后需重新监测 INR。由于华法林的药代动力学受多种食物、药物等影响，因此，华法林的治疗需长期监测和随访 INR。房颤患者在应用华法林抗凝过程中出现中枢性或周围性血栓栓塞事件，如抗凝强度已在治疗范围（INR 1.6 ~ 2.5），增加另外一个抗血小板药物不如提高华法林的抗凝强度，使 INR 最高达到 2.5 ~ 3.0。

长期抗凝治疗的出血风险与 INR 值过高有关，其他与华法林治疗出血相关的危险因素包括年龄（> 75 岁）、联合应用抗血小板药物、未得到控制的高血压、有出血史、贫血及多种药物联合应用等。因此，对具有出血危险因素的患者应权衡抗凝治疗的效益和风险，维持稳定华法林抗凝强度的可行性和患者的意愿，并应定期对房颤患者抗凝治疗的必要性进行评估。

如果以往 INR 一直很稳定，偶尔出现 INR 增高的情况，不超过 3.5，可暂时不调整剂量，3 ~ 7 日后复查 INR。在抗凝过度（INR > 4.0）但不伴有出血的情况下，可停止给药 1 次或数次，一般在停用华法林 3 天后，INR 会下降至治疗范围。如遇到外伤和轻度出血，包扎止血后观察出血情况，有继续出血者除停服华法林外可以口服维生素 K_1 10 ~ 20mg，一般 12 ~ 24h 后可以终止华法林的抗凝作用。如需急诊手术或有大出血者，可考虑静注维生素 K_1 10 ~ 20mg，在 3 ~ 6h 内可以终止华法林的抗凝作用。如疗效不明显，除可追加维生素 K_1 外，可以输入新鲜冷藏血浆以增加各种凝血因子，应用凝血酶原复合物的浓缩物可以有效逆转抗凝过度所致的出血。过多输入血液制品的不良反应是其可促进血栓栓塞的形成，使用大剂量维生素 K_1 也有相同的危险。

五、心房颤动的外科治疗

20 世纪 80 年代初期开始，人们对外科手术治疗房颤进行了探索。多年来外科治疗房颤的手术方法、手术工具不断改进，从经典 Cox 迷宫术 m 型到改良迷宫术，从各种新型能源如射频、微波、冷冻等替代传统迷宫手术"切和缝"的模式，发展到通过胸腔镜等微创心外膜手术治疗阵发性房颤，使房颤的外科手术治疗不断简化。

（一）左心房隔离术

1. 手术方式

房间沟与房间隔平行切口切开左心房，切口两极向前、向后分别向二尖瓣环方向延伸，在距瓣环数 mm 处停止，以防损伤冠状动脉，切口与瓣环之间的组织用冷冻法阻断。

2. 主要缺陷

左心房处于电机械静止或颤动状态，血栓风险仍较大；同时左右心房失同步，影响血流动力学。现已经不再应用。

（二）心房走廊术

1. 手术方式

左心房加右心房隔离，保存一走廊状的房间隔组织及少许心房壁与房室结相连，走廊内组织与其余心房组织相隔绝，二尖瓣环及三尖瓣环旁的组织采用冷冻法阻断电传导。

2. 主要缺陷

同"左心房隔离术"，且因右心房也丧失收缩和传导功能，故对血流动力学影响更大。同时，手术过程中极易损伤心脏传导系统，术后起搏器植入率较高。现亦已不再应用。

（三）迷宫手术

1. 迷宫术 I 型

环肺静脉线性切割线和上下腔静脉切割线，二尖瓣和三尖瓣峡部切割、左心耳切除、连接肺静脉线性切割、右心耳切除、连接上下腔静脉切口和左右心房顶部切割线。

2. 迷宫术 II 型和 III 型

因研究发现去除左右心房顶部切割线并不影响效果，逐渐改良迷宫术 II 型和 III 型，均不行心房顶部切割。迷宫术 II 型和 III 型的主要区别是跨间隔切口不同，前者跨间隔后与上腔静脉开口相连；后者跨间隔后与上下腔静脉的连线相连，位置低，相对更安全。

3．手术优点

迷宫术Ⅲ型术后窦性心律转复率极高；长期改善窦房结功能和心房传输功能，较少需要安装起搏器，心律失常复发率低；左右心房功能影响有限。目前为止，Cox等报道了行Cox迷宫手术的最大样本病例，共346例患者，病死率为2%，存活的病例中，99%转复为窦性心律，仅2%的病例需要术后长期服用抗心律失常药物。38%的手术病例术后出现短暂的房颤，但这不影响其远期手术成功率。

4．手术缺陷

手术过程复杂，主动脉阻断时间长，心脏表面切口多，术后易发生出血。

（四）改良迷宫手术

经典迷宫式式的复杂性限制了其在临床上的广泛应用，故诸多学者对经典迷宫术进行改良。改良主要体现于两个方面，即减少手术切口和新型能源替代物理切开。基于以肺静脉为核心的左心房在房颤发病机制中的地位，改良迷宫术在切口减少方面主要体现在由双心房迷宫术简化为左心房迷宫术。目前新型能源主要有低温冷冻、射频、微波、超声等。随着手术技术的不断提高，腔镜和机器人等精密操作器械的应用，房颤微创外科治疗方法应运而生。

（1）改良迷宫术的优点：手术过程简化，尤其是明显缩短手术时间及体外循环时间，减少并发症发生率。

（2）改良迷宫术的缺陷：成功率低于经典迷宫术，可能与采用新型能源消融时损伤的透壁性较物理切开差有关。

①射频消融

射频消融在临床应用最广，其既可以进行局灶性消融，也可以建立消融线以替代迷宫手术的心房切口。最早采用的射频装置是硬电极和较长、可弯曲的电极，射频通过单电极与心房内膜接触，加热心房组织使心房肌细胞皱缩、变性，造成透壁性损伤，形成瘢痕以阻断维持房颤的常见折返通路，但很难判断消融是否达到透壁的效果，且常因为心房表面组织过热、炭化，导致阻抗增大，从而影响射频的穿透力，造成手术失败。冲洗式射频消融在消融的同时连续用生理盐水溶液冲洗以降低心房组织表面温度，使射频产生的热能可向心房组织纵深穿透约4mm，基本达到透壁损伤的效果。电极可设计成笔状，便于手术操作。2004年报道了在胸腔镜辅助下行小切口微创肺静脉隔离及左心耳切除术。手术方法为患者全麻，双腔气管内插管，取左侧卧位，单侧左肺通气。术中持续吹入约 8mmHg 正压二氧化碳气体使胸腔术野清晰。于右侧腋前线第 6 肋间做 1cm 切口，插入 10mm 套管，胸腔镜经此进入胸腔，平行于此孔做一同等大小的切口（肺静脉分离器及消融钳操作孔），于腋前线第 3 肋间做约 6cm 切口（操作孔），切开胸壁全层提供直接术液。在胸腔镜监视系统下使用微创操作器械切开心包并悬吊，肺静脉分离器钝性分离肺静脉，使用双极射频消融钳隔离右上下肺静脉（消融钳放在心房侧而不是肺静脉上），置胸腔闭式引流管，右肺通气，关闭胸壁切口；左侧胸部切口同右侧，消融隔离左肺静脉，并切除左心耳。此术式可在心脏跳动下操作，避免了体外循环，胸壁仅有 3 个小切口。所有患者均在手术室内拔管，住院时间短，术后并发症明显减少。Wolf 微创迷宫术由于随访时间短，远期效果有待进一步评估。

②冷冻消融

与射频相比，冷冻可保持心房组织结构的完整性及内膜表面的平整，同时降低术后血栓形成的危险。2000 年报道了小切口冷冻消融迷宫术，于右前外侧第 4 肋间做一长约 7cm 的乳下切口，由于心脏跳动、心房内血流的影响，单纯心外膜消融不能达到透壁的目的，所以在心房的关键部位置荷包缝线使冷冻探头进入心房内，从而对心内膜进行冷冻消融，路线为 4 个肺静脉口进行环状消融、左右下肺静脉连线至二尖瓣环水平、冠状窦。冷冻消融代替了传统的心房切口，这种小切口与胸骨正中切口相比，患者在重症监护病房监护时间、住院时间明显缩短，手术期间房颤的发生率也明显降低。

③微波

微波是高频电磁波，使组织中水分子震荡，电磁能转化为热能而造成心肌损伤。微波能产生更深的损伤而不引起组织表面的炭化，组织表面的平整也降低了术后血栓形成的危险。微波既可用于心内膜面消融，又可用于心外膜面消融。

④其他能源

激光能源的穿透力强，动物实验显示可以透过心外膜脂肪，理论上适用于心内膜和心外膜消融，但有心房穿破的危险而较少应用于临床。共聚焦超声的损伤穿透力与激光类似，其在外科房颤消融中尚属起步阶段，有待进一步检验其有效性和安全性。

（五）其他术式

1. 放射状术式

（1）手术优点：由于切口与心房的激动顺序接近，故心房的激动和收缩功能与生理状态较为接近，手术成功率与迷宫术相当。

（2）手术缺陷：经验有限，有待进一步证实。

2. 保留双侧心耳的迷宫术式

（1）手术优点：保留具有心房利钠肽分泌功能及心房收缩功能的心耳，可避免水钠潴留和心房收缩功能障碍，手术成功率与迷宫术相当。

（2）手术缺陷：经验有限，有待进一步证实。

第五章　心力衰竭

第一节　急性心力衰竭

急性心力衰竭简称急性心衰，又称为急性心功能不全。以急性左心衰竭最为常见，急性右心衰竭则较少见。①急性左心衰竭：是指急性发作或加重的左心功能异常所致的心肌收缩力明显降低或心脏负荷显著加重，引起急性心排血量骤降，肺循环压力突然升高，周围循环阻力增加，导致急性肺淤血、肺水肿并可伴组织器官灌注不足的临床综合征。②急性右心衰竭：是指某些原因使右心室心肌收缩力急剧下降或右心室前后负荷突然加重，从而引起右心排血量急剧降低的临床综合征。③急性心衰：可以突然起病或在原有慢性心衰基础上急性加重，大多数表现为收缩性心衰，也可表现为舒张性心衰。发病前多数具有器质性心血管疾病。对于在慢性心衰基础上发生的急性心衰，经治疗后病情稳定，不再称为急性心衰。

一、急性心衰的分类

目前尚无统一的急性心衰的临床分类。根据急性心衰的病因、诱因、血流动力学与临床特征进行如下分类：

（1）急性左心衰竭，常见于慢性心衰急性失代偿、急性冠状动脉综合征、高血压急症、急性心脏瓣膜功能障碍、急性重症心肌炎和围生期心肌病以及严重心律失常。

（2）急性右心衰竭。

（3）非心源性急性心衰，主要见于高心排血量综合征、严重肾脏疾病（心肾综合征）、严重肺动脉高压与大块肺栓塞等。

二、急性左心衰竭的临床表现

（一）基础病史

大多数患者有各种心脏病的病史以及引起急性心衰的各种病因。老年患者的主要病因为冠心病、高血压和老年性退行性心脏瓣膜病，而年轻患者多为风湿性心脏病、扩张型心肌病、重症心肌炎等。

（二）诱发因素

常见于慢性心衰药物治疗缺乏依从性、心脏容量超负荷、严重感染（尤其肺炎和败血症）、严重颅脑损害或剧烈精神心理紧张与波动、大手术后、急性心律失常（如室性心动过速、心室颤动、心房颤动伴快速心室率、室上性心动过速以及严重心动过缓等）、心肌缺血（通常无症状）、肾功能减退、高血压急症、支气管哮喘发作、肺栓塞、高心排血量综合征（如甲状腺功能亢进症危象、严重贫血等）、应用负性肌力药物（如维拉帕米、地尔硫䓬、β 受体阻滞剂等）、应用非固醇类抗炎药、老年急性舒张功能障碍、吸毒、酗酒。

（三）早期表现

原来心功能正常的患者，出现原因不明的疲乏或运动耐力明显减低以及心率增快，是左心功能降低的早期征兆。病情继续发展，可出现劳力性呼吸困难、夜间阵发性呼吸困难、夜间睡眠高枕位等，检查发现舒张期奔马律、P_2 亢进、两肺尤其肺底部有湿性啰音以及肺部干性啰音，提示已有左心功能障碍。警惕这些早期表现对于早期诊断与治疗、防止心衰的发展非常重要。

（四）急性肺水肿

为急性左心衰竭常见的表现，多因突发严重的左心室排血量不足或左心房排血受阻，引起肺静脉及毛细血管压力急剧升高所致。当肺毛细血管压升高超过血浆胶体渗透压时，液体从毛细血管渗漏到肺间质、肺泡，甚至气道内。

起病急骤，病情可迅速发展至危重状态：

（1）突发的严重呼吸困难、端坐呼吸、喘息不止，呼吸频率可达 30～50 次/分。

（2）频繁咳嗽，并可咯大量粉红色泡沫样血痰。

（3）患者烦躁不安并有恐惧感，面色苍白，口唇发紫，大汗，脉搏增快，血压在起始时升高，然后降至正常或低于正常。

（4）听诊双肺广泛的水泡音及哮鸣音，心率快，心尖部常可闻及奔马律，往往被肺部啰音所掩盖。

（五）心源性休克

（1）持续低血压，收缩压降至 < 90mmHg，或原有高血压的患者收缩压降幅 ≥ 60mmHg，且持续 > 30min。

（2）组织低灌注状态，皮肤湿冷、苍白和发紫，出现紫色条纹；心动过速 > 110次/分；尿量显著减少（ < 20mL/h ），甚至无尿；意识障碍，常有烦躁不安、紧张、焦虑、恐惧和濒死感；收缩压 ≤ 70mmHg，可出现抑制症状如神志恍惚、表情淡漠、反应迟钝，逐渐发展至意识模糊，甚至昏迷。

（3）血流动力学障碍，PCWP ≥ 18mmHg，心脏排血指数（Cl） ≤ 36.7mL/（s·m²）。

（4）低氧血症和代谢性酸中毒。

（六）心源性晕厥

心排血量显著降低导致脑部严重缺血，发生短暂的意识丧失，可伴有四肢抽搐、呼吸暂停、发绀等表现（阿－斯综合征）。主要见于急性心排血量受阻或严重心律失常。

（七）心脏骤停

发生于严重急性左心衰竭或并发无脉性室性心动过速、心室颤动，应当立即进行心肺复苏。

三、急性心衰的辅助检查

（一）心电图检查

能够检测心率、心律、传导，显示某些病因依据如心肌缺血改变、ST 段抬高或非 ST 段抬高性心肌梗死，以及陈旧性心肌梗死的病理性 Q 波等，还能提示心肌肥厚、心房或心室扩大、心律失常的类型及其严重程度，如各种房性或室性心律失常、Q-T 间期延长、房室传导阻滞、束支传导阻滞等。

（二）胸部 X 线检查

可显示肺淤血的程度和肺水肿，如肺门血管影模糊、蝶形肺门及肺内弥散性阴影等，典型者表现为蝴蝶形大片阴影由肺门向周围扩展。急性肺水肿早期肺间质水肿阶段可无典型肺水肿的 X 线表现，仅显示肺静脉充盈、肺门血管模糊不清、肺纹理增粗和肺小叶间隔增厚，如果能够及时诊断和治疗，可以避免发展为肺泡性肺水肿。

（三）超声心动图检查

可了解心脏的结构和功能、心脏瓣膜状况、是否存在心包病变、AMI 机械并发症，以及室壁运动失调；可测定 LVEF，检测急性心衰时的心脏收缩 / 舒张功能相关的数据。超声多普勒成像可间接测量肺动脉压、左右心室充盈压等，一般采用经胸超声心动图检查。如患者疑为感染性心内膜炎，尤其是人工瓣膜心内膜炎，可采用经食管超声心动图检查，能够更清晰地显示瓣膜赘生物、瓣周漏与瓣周脓肿等。

（四）常规实验室检查

包括血常规和血生化检查，如血红蛋白、红细胞计数、电解质、肝功能、肾功能、血糖、血脂等。

（五）动脉血气分析

急性左心衰竭出现肺淤血、肺水肿，肺泡氧的交换严重障碍，可发生显著的低氧血症。患者常伴有酸中毒，与组织灌注不足、二氧化碳潴留有关，也与预后相关，及时监测并纠正很重要。监测血氧饱和度和动脉血气是评价氧含量和肺通气功能为常用的无创检查方法。无创监测血氧饱和度（SaO_2）可用作长时间、持续和动态的监测，一定程度上可以代替动脉血气分析，但不能提供 $PaCO_2$ 和酸碱失衡的信息。临床上应密切结合动脉血气分析，更为全面地评价病情的严重程度和指导进一步的治疗。

（六）心力衰竭标记

B 型利钠肽（BNP）及其氨基末端 B 型利钠肽前体（precursor）是重要的心衰标记，对于心衰的诊断、治疗和预后评估具有重要价值。

1. 临床应用范围

（1）诊断和鉴别诊断：如 BNP < 100ng/L 或 NT-proBNP < 400ng/L，心衰可能性很小，其阴性预测值为 90%；如 BNP > 400ng/L 或 NT-proBNP > 1500ng/L，心衰可能性很大，其阳性预测值为 90%。急诊就医的明显气急患者，如 BNP/NT-proBNP 水平正常或偏低，几乎可以排除急性心衰的可能性。总体上 BNP/NT-proBNP 阴性预测值较高。

（2）指导治疗：心衰患者经治疗后 BNP/NT-proBNP 水平明显下降，表明病情好转或趋于稳定，但经治疗后没有明显下降或在原来基础上又有升高，常提示需要加强治疗。

（3）评估预后：具有心衰的临床表现、BNP/NT-proBNP 水平又显著增高者属高危人群。

BNP/NT-proBNP 水平持续走高提示预后不良，尤其是经过充分治疗以后。

2. BNP/NT-proBNP 升高的因素

（1）心源性因素：心肌病变（舒张性或收缩性心衰、缺血性或非缺血性心脏病、心肌肥厚、浸润或纤维化）、心脏瓣膜病、心律失常（尤其是心房颤动）、心包疾病（如心包积液或压塞、缩窄性心包炎）、先心病、大动脉血管狭窄或畸形等。

（2）非心源性因素：BNP/NT-proBNP 升高也见于非心血管疾病如急性呼吸窘迫综合征、睡眠性呼吸暂停综合征、严重贫血、败血症、烧伤、脑卒中、肾功能异常、休克等。肾功能不全患者对 NT-proBNP 影响较大，各种原因引起的肾功能不全患者升高明显，而且随着肾功能的恶化升高更为明显，在临床判定中应当予以考虑。

（3）生理因素：年龄对 BNP 尤其是 NT-proBNP 影响较大，50 岁以下变化不明显，50 岁以上有明显升高，75 岁以上升高更为显著。肥胖患者 BNP 是下降的，但 NT-proBNP 不受体质指数（BMI）的影响。

（七）心肌损伤标记

旨在评估是否存在心肌损伤或坏死及其严重程度。因急性冠状动脉综合征所致的急性心衰多见，并且治疗策略与其他原因引起者显著不同，因此应当尽早检测肌钙蛋白、肌红蛋白和 CK-MB。目前建议，可通过床旁快速检测高敏肌钙蛋白以尽快诊断。

四、急性心衰的诊断与鉴别诊断

根据基础心脏病史、心衰的临床表现与心电图和胸部 X 线改变、血气分析异常（氧饱和度 < 90%）、超声心动图检查结果可做出初步诊断，并给予初始急救。同时，应当进一步检查 BNP/NT-proBNP，如 BNP/NT-proBNP 明显异常，则可诊断为急性心衰。急性心衰确立后，要进行心衰分级、严重程度评估，并尽快确定病因。如果 BNP/NT-proBNP 正常或升高不明显，可基本排除急性心衰的诊断。

（一）急性左心衰竭的诊断

基础心脏病 + 突发呼吸困难或原有呼吸困难加重 + 肺淤血与肺部湿性啰音或肺水肿 +LVEF 降低 +BNP/NT-proBNP 明显异常，可做出急性左心衰竭的诊断。

但应与可引起明显呼吸困难的疾病如支气管哮喘和哮喘持续状态、急性大块肺栓塞、严重肺炎、严重慢性阻塞性肺病伴感染等相鉴别，还应与其他原因所致的非心源性肺水肿（如急性呼吸窘迫综合征），以及非心源性休克等疾病相鉴别。

（二）急性右心衰竭的诊断

1. AMI 伴急性右心衰竭

常见于右室心肌梗死，但单纯的右室心肌梗死少见。如果出现 V_1、V_2 导联 ST 段压低，应考虑右室心肌梗死，当然也有可能为后壁心肌梗死，而非室间隔和心内膜下心肌缺血。下壁 ST 段抬高型心肌梗死伴血流动力学障碍应观察心电图 V_{4R} 导联，并做经胸超声心动图检查，后者发现右心室扩大伴活动减弱，可以确诊右室心肌梗死。右室心肌梗死伴急性右心衰竭典型者，可出现低血压、颈静脉显著充盈和肺部呼吸音清晰的"三联征"。

2. 急性大块肺栓塞伴急性右心衰竭

典型表现为突发呼吸困难、剧烈胸痛、有濒死感，还有咳嗽、咯血痰、明显发紫、皮肤湿冷、休克和晕厥，伴颈静脉怒张、肝肿大、肺梗死区呼吸音减弱、肺动脉瓣区杂音。如有导致本病的基础病因及诱因，出现不明原因的发作性呼吸困难、发紫、休克、无心肺疾病史而突发明显右心负荷过重和心力衰竭，都应考虑肺栓塞。

3. 右侧心脏瓣膜病伴急性右心衰竭

主要有颈静脉充盈、下肢水肿、肝脏淤血等。急性右心衰竭应注意与肺梗死、肺不张、急性呼吸窘迫综合征、主动脉夹层、心包压塞、缩窄性心包炎等疾病相鉴别。

（三）急性左心衰竭与急性右心衰竭的鉴别

1. 病因

急性左心衰竭常见于冠心病、AMI、心脏瓣膜病、扩张型心肌病、重症心肌炎、感染性心内膜炎等。急性右心衰竭的病因比较特殊，多见于急性大块肺栓塞、右室心肌梗死、右心瓣膜病等。

2. 诱因

精神性、劳力性、心肌缺血或坏死性、心律失常、高血压、感染等均可引起，诱因复杂多样。然而，急性右心衰竭尤其是肺栓塞所致者常无明显诱因而突然发病。

3. 临床特点

急性左心衰竭常有肺部湿性啰音或明显肺水肿，体循环静脉压常无明显升高。如果为机械通气并发症引起，常有明显的体征。急性右心衰竭常无肺部湿性啰音或肺水肿，体循环静脉压却显著升高。如果为肺栓塞所致，常具有深静脉血栓形成的危险因素，如较长时间卧床、外科手术等，并具有相应的临床表现。右室心肌梗死常见于下壁心肌梗死，表现为血压下降、无肺部湿性啰音，以及颈静脉充盈的特征性改变。右心心脏瓣膜病引起的急性右心衰竭多见于右心感染性心内膜炎时，具有相应的临床表现。

4. 心电图改变

急性右心衰竭可发现缺血性或损伤性 ST–T 段改变、心律失常等。肺栓塞引起的急性右心衰竭心电图显示电轴显著右偏、右胸导联 ST–T 段异常，以及相对特异的 $S_1 Q_{II} T_{III}$ 变化，右室心肌梗死时导联 ST 段抬高为重要的诊断依据。

5. 胸部 X 线检查

急性左心衰竭时出现肺淤血、肺水肿的典型影像学改变，同时可排除肺部其他疾病。急性右心衰竭常无肺淤血、肺水肿征象，可出现肺栓塞的影像异常，对诊断有重要的提示价值。

6. 超声心动图检查

有助于发现器质性心脏疾病，如心脏扩大、瓣膜病变、心内分流等，在 AMI 时能够发现室壁运动异常和机械通气并发症，对鉴别诊断有较大的帮助。

7. 生化标记

包括心肌损伤标记、D– 二聚体（筛查肺栓塞）检查，对病因诊断和鉴别诊断很有帮助，也是急性心衰的常规检查。

五、急性左心衰竭的治疗

（一）急性左心衰竭的初始处理

1. 体位

静息时明显呼吸困难者应半卧位或端坐位，双腿下垂，降低心脏前负荷。

2. 四肢加压

四肢轮流绑扎止血带或血压计袖带，通常同一时间只绑扎三肢，每隔 15 ~ 20min 轮流放松一肢。血压计袖带的充气压力应较舒张压低 10mmHg。

3. 吸氧

对于低氧血症和呼吸困难明显的患者，尤其是静脉氧饱和度（SaO_2）＜90%者应尽早采用，使患者 SaO_2 ＞95%（伴有 CO_2 潴留者，SaO_2 ＞90%）。

（1）鼻导管吸氧：低氧流量（1～2L/min）开始，如仅为低氧血症，动脉血气分析未见 CO_2 潴留，可采用高流量给氧 6～8L/min。酒精吸氧可使泡沫表面张力减低而破裂，改善肺泡的通气，主要用于肺水肿患者。

（2）面罩吸氧：面罩给氧较鼻导管吸氧效果好，适用于伴呼吸性碱中毒患者。

（3）辅助通气：必要时呼吸机辅助通气加压给氧，即应用 CPAP（持续气道正压通气）、双相间歇正压通气（intermittent positive pressure ven-tilation），既可增加给氧，又可减轻肺泡水肿和降低回心血量。但正压不宜过高，使用时间不宜过长。

4. 救治准备

至少开放两根静脉通道并保持通畅。必要时可采用深静脉穿刺置管，以随时满足用药的需要。血管活性药物一般应用微量泵泵入，以维持稳定的用药速度和准确的剂量。固定和维护好漂浮导管、深静脉置管、心电监护的电极和导联线、鼻导管或面罩、导尿管以及指端无创血氧仪测定电极等。

5. 饮食

进食易消化食物，避免饱餐，实行总量控制下的少量多餐。在应用袢利尿剂情况下不要过分限制钠盐摄入，避免低钠血症导致的低血压。利尿剂应用时间较长的患者要补充多种维生素和微量元素。

6. 出入量管理

肺淤血、体循环淤血及水肿明显者应严格限制饮水量和静脉输液速度，对无明显低血容量因素（大出血、严重脱水、大汗淋漓等）者的每天摄入液体量一般＜1500mL，避免＞2000mL。保持每天水出入量负平衡约 500mL/d，以减少水、钠潴留和缓解症状。3～5 天后，如肺淤血或外周水肿明显消退，逐渐过渡到出入水量平衡。注意在水负平衡情况下防止低血容量、低血钾和低血钠等并发症的发生。

（二）急性左心衰竭基本药物的应用

1. 镇静剂

能迅速扩张体静脉，减少静脉回心血量，降低左心房压，减轻肺水肿；具有镇静作用，减轻烦躁不安；降低周围血管阻力，减轻心脏后负荷，增加心排血量。吗啡用法为 2.5 ~ 5.0mg，缓慢静脉注射或皮下、肌内注射，但使用中应密切观察疗效和有无呼吸抑制。禁用于伴有 CO_2 潴留、低血压、休克、意识障碍等患者，老年患者慎用或减量。亦可应用盐酸哌替啶 50 ~ 100mg 肌内注射，但胃肠反应较明显。

2. 支气管解痉剂

氨茶碱 0.125 ~ 0.25g 以葡萄糖水稀释后静脉注射（10min），4 ~ 6h 后可重复 1 次；或以 0.25 ~ 0.5mg/（kg·h）静脉滴注。亦可应用二羟丙茶碱 0.25 ~ 0.5g 静脉滴注，速度为 25 ~ 50mg/h。氨茶碱疗效相对较好，可缓解支气管痉挛，改善呼吸困难，同时还能增强心肌收缩力，扩张外周血管，降低肺动脉和左心房压，减轻肺水肿。但不宜用于冠心病所致的急性心衰和伴心动过速或心律失常的患者。

3. 利尿剂

适用于急性心衰伴肺循环和(或)体循环明显淤血以及容量负荷过重的患者。主要作用于肾小管亨利袢的利尿剂如呋塞米、托拉塞米、布美他尼，静脉使用时可以在短时间里迅速降低容量负荷，应列为首选。噻嗪类利尿剂、保钾利尿剂(阿米洛利、螺内酯）等仅作为袢利尿剂的辅助或替代药物，或在需要时作为联合用药。临床上利尿剂应用十分普遍，但并无大样本随机对照试验进行评估。

首选呋塞米，先静脉注射 20 ~ 40mg，继以静脉滴注 5 ~ 40mg/h，总剂量在起初 6h 内 ≤ 80mg，24h 内 ≤ 200mg。亦可应用托拉塞米 10 ~ 20mg 或依他尼酸 25 ~ 50mg 静脉注射。袢利尿剂效果不佳、加大剂量仍未见良好反应，以及容量负荷过重的急性心衰患者，可加用噻嗪类和（或）醛固酮受体拮抗剂，如氢氯噻嗪 25 ~ 50mg，每日 2 次，或螺内酯 20 ~ 40mg/ 小临床研究表明，不同种类利尿剂的联用，其疗效优于单一利尿剂的大剂量，且不良反应更少。伴低血压（收缩压 V90mmHg）、严重低钾血症或酸中毒的患者不宜使用利尿剂，并且治疗反应差别较大。大剂量或较长时间应用可发生低血容量和低钾血症或低钠血症，且增加其他药物如 ACEI、ARB 等可发生低血压的可能，应用过程中应检测尿量，并根据尿量和症状的改善情况调整剂量。

（三）急性左心衰竭血管扩张剂的应用

1. 作用机制

扩张静脉和（或）动脉，减少静脉回流量和（或）降低外周血管阻力，降低左、右心室充盈压，减轻心脏负荷，缓解肺淤血和肺水肿，改善呼吸困难。

2．应用原则

收缩压＞100mmHg的急性心衰，若收缩压在90～100mmHg时需要在正形肌力药物基础上谨慎使用，尤其适用于外周血管阻力增高的患者。禁用于收缩压＜90mmHg、主动脉瓣及二尖瓣狭窄、肥厚型梗阻性心肌病的患者。应用过程中应密切监测血压，并根据血压调整到维持剂量。

3．药物种类与用法

（1）硝酸酯类，小剂量扩张静脉，大剂量时扩张动脉，不减少每搏心输出量和不增加心肌耗氧情况下能减轻肺淤血。临床研究已证实，硝酸酯类静脉制剂与呋塞米联用治疗各种原因的急性心衰均有效，尤其适用于急性冠状动脉综合征伴发心力衰竭患者。常用的有硝酸甘油，硝酸甘油静脉滴注起始剂量 5～10μg/min，逐渐加量，最大剂量 100～200μg/min。联合小剂量呋塞米的疗效优于单纯大剂量的呋塞米。

（2）硝普钠，适用于严重急性左心衰竭患者，尤其适用血压显著升高的患者。宜根据血压从小剂量开始并逐渐加量，静脉滴注起始剂量 12.5vg/min，逐渐增至 25～50μg/min，持续静脉滴注一般不超过48～72h。

（3）重组人脑利钠肽（rhBNP），国外产品为奈西立肽，国内产品为新活素。由32个氨基酸组成的内源性多肽类激素，与人体内BNP完全相同。能够扩张静脉和动脉，降低前、后负荷，在无直接正形肌力作用情况下增加心排血量，还可抑制RAAS和交感神经系统。VMAC和PROACTION研究表明，能明显改善血流动力学，推荐用于急性心衰的治疗。国内研究显示与硝酸甘油比较，能够更显著降低PCWP，缓解患者的呼吸困难症状。国内用法为首次1.5μg/kg静脉注射后，以0.0075～0.015μg/（kg·min）静脉滴注维持，也可以不用负荷量而直接静脉滴注维持。但多中心随机研究证实奈西立肽静脉注射可出现更多的症状性低血压，临床应予注意。

（4）乌拉地尔，该药具有外周和中枢双重扩血管作用，可降低血管阻力，降低肺毛细血管楔压，缓解呼吸困难；降低后负荷，增加心排血量。适用于高血压性心脏病、缺血性心脏病和扩张型心肌病引起的急性心衰。用法为100～400μg/min，静脉滴注，对有严重高血压者可预先给予12.5～25mg静脉注射。

（5）松弛素，松弛素是人体内天然存在的肽类，主要由卵巢黄体产生，是重要的妊娠相关激素。妊娠前 3 个月，血中松弛素水平升高，使心排血量和动脉顺应性升高，全身血管张力下降，肾小球滤过率和肾血流量增加。多中心随机对照临床试验表明，松弛素可有效地缓解血压正常或升高的急性心衰患者的呼吸困难。

（6）血管升压素 V_2 受体拮抗剂，可抑制血管升压素对肾集合管的作用，因此增加游离水的清除。该类药物利尿作用取决于钠的水平，在低钠时其作用增强，尤适用于稀释性低钠血症的患者。托伐普坦是目前研究最多的血管升压素 V_2 受体拮抗剂。有研究显示对于 LVEF 降低的急性心衰患者，托伐普坦能够减轻呼吸困难，改善血流动力学和低钠血症。但当出院后继续使用托伐普坦，却未减少死亡和再入院率。美国 FDA 仅批准托伐普坦用于治疗低钠血症，而非心力衰竭的治疗。

（7）腺苷受体拮抗剂，2009 年欧洲心脏病年会上报道的 PROTET 试验中，Rolofylline 组和安慰剂组治疗的成功率分别为 40.6% 和 36%，差异无显著性。Rolofylline 不降低肾功能损害的发生率，但更多地出现神经系统异常。PROTET 研究结果出现后，腺苷受体拮抗剂的研究目前已处于停滞状态。

（四）急性左心衰竭正形肌力药物的应用

1. 适用证

适用于低心排血量综合征，如症状性低血压或心排血量降低伴有循环淤血的患者。对于血压较低和对血管扩张药物及利尿剂不耐受或反应不佳的患者尤其有效。

2. 药物种类与用法

（1）洋地黄类，通过抑制 Na^+-K^+-ATP 酶的活性以及增强交感神经活性而发挥正向肌力作用，能够增加心排血量和降低左心室充盈压。一般应用毛花苷 C 0.2 ~ 0.4mg 缓慢静脉注射，2 ~ 4h 后可以再用 0.2mg，伴快速心室率的心房颤动患者可酌情适当增加剂量。

（2）多巴胺，兴奋多巴胺受体和 H_2 受体而发挥作用。用法为 250 ~ 500μg/min 静脉滴注，一般从小剂量开始，逐渐增加剂量，短期应用。此药应用个体差异较大。

（3）多巴酚丁胺，兴奋 $β_1$ 受体增强心肌收缩力，增加心排血量；降低交感神经张力，导致血管阻力降低；降低肺动脉压和肺毛细血管楔压。短期应用可缓解症状，但无证据表明对降低病死率有益。用法为 100 ~ 250μg/min 静脉滴注，使用中注意监测血压。常见不良反应有心律失常、心动过速，偶尔可因加重心肌缺血而出现胸痛。正在应用 β 受体阻滞剂的患者不宜应用多巴酚丁胺和多巴胺。

（4）磷酸二酯酶抑制剂，抑制环磷酸腺苷的降解而发挥正性肌力作用，以及扩张外周血管作用。米力农，首剂 25 ~ 50μg/kg 静脉注射（＞10min），继以 0.25 ~ 0.50Mg/（kg·min）静脉滴注；氨力农，首剂 0.5 ~ 0.75mg/kg 静脉注射（＞10min），继以 5 ~ 10μg/（kg·min）静脉滴注。常见不良反应有低血压和心律失常。因氨力农不良反应较多，尤其是血小板减少症的发生率较高（约15%），不推荐临床使用。

（5）左西孟旦，属于钙增敏剂，通过结合于心肌细胞上的肌钙蛋白 C 促进心肌收缩，还可通过介导 ATP 敏感的钾通道而发挥血管舒张作用和轻度抑制磷酸二酯酶的效应。其正性肌力作用独立于 β 肾上腺素能的刺激，可用于正在接受 β 受体阻滞剂治疗的患者。临床研究表明，左西孟旦的药理作用具有多效性，包括调节免疫功能和抗凋亡等。静脉注射左西孟旦可引起每搏心输出量增多，心率增快，心排血量增加；肺毛细血管楔压下降，外周阻力降低；冠状动脉血流增多，顿抑心肌收缩和舒张功能改善。左西孟旦半衰期长达 80h，单次应用，6 ~ 24h 静脉滴注，血流动力学改善的效益可持续 7 ~ 10 天。左西孟旦在缓解急性心衰症状的同时伴有 BNP 水平的降低，疗效优于肾上腺素能受体激动剂和磷酸二酯酶抑制剂。由于左西孟旦不引起细胞内钙浓度的升高，不影响心肌的舒张功能，心律失常发生率低，不增加心肌耗氧量，也不会增加冠心病患者的病死率。首剂 12 ~ 24μg/kg 静脉注射（＞10min），继以 0.1μg/（kg·min）静脉滴注，可酌情减半或加倍。对于收缩压＜100mmHg 的患者，不用负荷剂量，可直接用维持剂量，以防止发生低血压。如果患者收缩压＜90mmHg 时，则不宜使用。不良反应是低血压和心动过速、血红蛋白减少、低钾血症、头痛和兴奋等，通常心动过速或低血压在大剂量时发生。

（五）急性左心衰竭的非药物治疗

1. 主动脉内球囊反搏（IABP）

能有效改善心肌灌注，同时可降低心肌耗氧量和增加心排血量。

（1）适应证：AMI 或严重心肌缺血并发心源性休克，且不能由药物治疗纠正，伴血流动力学障碍的严重冠心病，如 AMI 伴机械通气并发症，心肌缺血伴顽固性肺水肿；

（2）禁忌证：禁用于严重外周血管疾病、升主动脉瘤、主动脉瓣关闭不全，活动性出血或其他抗凝禁忌证，严重血小板缺乏患者；

（3）撤除指征：血流动力学稳定后可撤除 IABP。撤除的参考指征为 CI > 2.5L/（min·m），尿量 > 1mL/（kg·h），血管活性药物用量逐渐减少，血压恢复较好，呼吸稳定，血气分析指标正常，以及降低反搏频率时血流动力学参数仍然稳定。

2. 机械通气治疗

（1）机械通气的指征：出现心搏呼吸骤停而进行心肺复苏时，合并Ⅰ型或Ⅱ型呼吸衰竭经常规治疗无效的患者。值得提出的是 ESC 急性心衰诊治指南，将 $SaO_2 < 90\%$ 作为使用无创呼吸机辅助通气的指征。

（2）无创呼吸机辅助通气：分为持续气道正压通气（CPAP）和双相间歇正压通气（intermittent positive pressure ven-tilation）两种模式。通过气道正压通气可改善患者的通气状况，减轻肺水肿，纠正缺氧和 CO_2 潴留，从而缓解Ⅰ型或Ⅱ型呼吸衰竭。适用于Ⅰ型或Ⅱ型呼吸衰竭患者经常规吸氧和药物治疗仍不能纠正时，主要用于呼吸频率 ≤ 25 次/分、能配合呼吸机通气的早期呼吸衰竭患者。临床研究显示，与药物治疗相比，正压通气能够更快改善血气异常，降低气管插管率，住院病死率也有降低趋势，治疗重症急性心衰患者有益，但证据更倾向于 CPAP 而非 BTAP。不能耐受和良好合作、有严重认知障碍和焦虑、呼吸急促（频率 > 25 次/分）、呼吸微弱或呼吸道分泌物多的患者，不宜使用。

（3）有创呼吸机辅助通气：应用指征为心肺复苏时、严重呼吸衰竭经常规治疗不能改善者，尤其是出现明显呼吸性和代谢性酸中毒并影响意识状态的患者。

3. 血液净化治疗

（1）作用机制：维持水、电解质和酸碱平衡，稳定内环境，并清除尿毒症毒素（肌酐、尿素、尿酸等）、细胞因子、炎症介质以及心脏抑制因子等。物质交换通过血液滤过（超滤）、血液透析、连续血液净化和血液灌流等完成。

（2）适应证：高容量负荷如肺水肿或严重的外周组织水肿，且对袢利尿剂和噻嗪类利尿剂抵抗；低钠血症（血钠 < 110mmol/L）且有相应的临床症状如神志障碍、肌张力减退、腱反射减弱或消失、呕吐以及肺水肿等；肾功能进行性减退，血肌酐 > 500 μmol/L；符合急性血液透析指征的其他情况。

（3）不良反应及处理：建立体外循环的血液净化均存在与体外循环相关

的不良反应如生物不相容、出血、凝血、感染、血管通路以及机器相关的并发症等。连续血液净化治疗时，应注意避免出现新的内环境紊乱，主要避免热量及蛋白的丢失。

4. 心室机械辅助装置

急性心衰经常规药物治疗无明显改善时，有条件的可应用此种技术。此类装置包括体外膜人工肺氧合（ECMO）、心室辅助泵（如置入式电动左心辅助泵、全人工心脏）。根据急性心衰的不同类型，在积极纠治基础心脏病的前提下，选择应用心室辅助装置短期辅助心脏功能，可作为心脏移植或心肺移植的过渡。ECMO 可以部分或全部代替心肺功能，短期循环呼吸支持可以明显改善预后。

六、急性右心衰竭的治疗

（一）急性右室心肌梗死合并右心衰竭的诊疗特点：

1. 诊断

急性右室心肌梗死（RVMI）主要由右冠状动脉闭塞（约占 85%）和左冠状动脉优势型回旋支的闭塞（约占 10%）所致，前降支极少成为罪犯血管。RVMI 往往伴随左心室下后壁心肌梗死，单纯 RVMI 非常少见（≤ 3%），一旦发生，病死率显著增加。右冠状动脉近端闭塞产生大面积 RVMI 和左心室下后壁梗死，可导致急性右心衰竭，典型者表现为低血压、颈静脉显著充盈和肺部呼吸音清晰的"三联征"。患者可有 Kussmaul 征、奇脉、右心室奔马律、三尖瓣反流杂音、心律失常（心房扑动、心房颤动、AVB），如果不及时进行干预，将出现低血压乃至心源性休克。右心室心肌梗死导致心源性休克的病死率与左心室相当。

2. 治疗措施

RVMI 所致急性右心衰竭，应当在积极准备冠状动脉血运重建治疗的同时，合理使用药物治疗。包括：

（1）慎用或避免使用利尿剂、血管扩张剂和吗啡，以避免进一步降低右心室充盈压，除非合并急性左心衰竭。

（2）右心功能对前负荷有明显的依赖性，没有左心衰竭、肺水肿的情况下，首选扩容治疗，以优化右心室前、后负荷。补液可以增加右心室前负荷，增加心排血量，快速补液直至右心房压升高而心输出量不再增加或 PCWP ≥ 18mmHg 时。若无 Swan-Ganz 导管监测条件，可在严密观察下试验性快速补液，初始静脉滴注速度为 20mL/mm，每次给予 200 ~ 300mL，依据血压、心率、周围灌注、肺部啰音作为治疗的判断指标。

（3）经扩容治疗后仍有低血压者，建议使用正型肌力药物如多巴酚丁胺、多巴胺、米力农和左西孟旦。

（4）对顽固的低血压患者，IABP 可以增加右冠状动脉灌注和改善右心室收缩功能，条件许可时可考虑使用 ECMO。

（二）急性肺血栓栓塞症致右心衰竭的诊疗特点

1. 诊断

急性肺血栓栓塞症的病情程度不同，临床表现各异。轻者可无任何症状，重者表现为突发呼吸困难、胸痛、晕厥、咯血等，可发生急性右心室扩张、右心衰竭，甚至猝死（急性肺源性心脏病）。急性肺血栓栓塞症可导致肺动脉压显著升高，肺动脉压持续增高者多伴有右心衰竭。由于心排血量的急剧下降，患者出现心悸、气短、烦躁不安、恶心、呕吐、发紫、出冷汗及血压下降等表现。常见的体征有呼吸变快（> 20 次 / 分）、心率增快（> 100 次 / 分）、发紫、颈静脉充盈或搏动、R 亢进及三尖瓣区反流性杂音等。

2. 治疗措施

高危肺血栓栓塞症所致急性右心衰竭和低心排血量是死亡的主要原因，因此呼吸和循环支持治疗尤其重要。

治疗措施包括：

（1）呼吸支持治疗：如果出现低氧血症（$PaO_2 < 60 ~ 65mmHg$），尤其有心排血量降低者，应予持续吸氧。通常采用面罩或鼻导管，吸入氧浓度应维持 PaO_2 和动脉血氧饱和度（SaO_2）分别升至正常（PaO_2 为 85 ~ 95mmHg 和 SaO_2 为 95% ~ 98%），或尽可能接近正常水平（$PaO_2 > 60mmHg$）。必要时采用无创或有创机械通气。

（2）循环支持治疗：急性肺血栓栓塞症伴心源性休克患者推荐使用缩血管药物肾上腺素，起始剂量为 $1 \mu g/min$，根据血压调整剂量，伴低心排血量而血压正常患者可使用多巴酚丁胺 $[2 ~ 5 \mu g/ (kg \cdot min)]$ 和多巴胺 $[2 ~ 5 \mu g/ (kg \cdot min)]$。

（3）抗凝治疗：无论溶栓与否，均应抗凝治疗。

（4）溶栓治疗：心源性休克和（或）持续低血压的高危肺栓塞患者，如无绝对禁忌证，首选溶栓治疗。对于伴有急性右心衰竭的中危患者不推荐常规溶栓治疗，但对某些中危患者全面权衡出血获益风险后可给予溶栓治疗。高危患者存在溶栓禁忌时可采用导管碎栓或外科取栓术。

（5）适当补液：对于急性肺血栓栓塞症伴心源性休克患者不推荐大量补液，有研究表明如果患者有低心排血量而血压正常时可谨慎补液。

（三）急性呼吸窘迫综合征致右心衰竭的诊疗特点

1. 诊断

急性呼吸窘迫综合征（ARDS），是在严重感染、休克、创伤及烧伤等非心源性疾病过程中，肺毛细血管内皮细胞和肺泡上皮细胞损伤，引起弥散性肺间质及肺泡水肿，导致急性呼吸衰竭。ARDS是多种因素可使肺血管阻力增加，再加上细菌毒素使心肌收缩功能受损，可出现急性右心室扩张和右心衰竭。

2. 治疗措施

（1）合理的机械通气策略：采用小潮气量，保持相对较低水平的平台压，在保证氧合的基础上尽量降低呼气末正压（PEEP）的水平，同时积极控制感染，合理氧疗，减少毒素和缺氧对心肌的损伤。

（2）合理控制液体入量：保持适当的容量负荷，既可保证适当的灌注又可防止肺水肿。

（3）正性肌力药物：临床常用多巴胺、多巴酚丁胺，有助于改善患者的血流动力学。左西孟旦为钙增敏剂，具有扩血管和正性肌力作用，可改善右心室功能和氧合。

（4）合理的抗凝治疗：用于防治ARDS患者肺血管微小血栓形成。

（5）合理使用IABP和ECMO：短期内用于右心的支持是有效的，可增加冠状动脉血流，使体循环血压升高，减少升压药物的使用，从而减少由于升压药导致的肺血管收缩。ECMO可以减少右心室的充盈和射血的负荷，同时改善左心室的充盈。但使用过程中需要抗凝，并注意监测血小板和血红蛋白。

第二节 慢性左心衰竭

一、慢性心力衰竭的临床分类及特点

慢性心力衰竭又称为慢性心功能不全，简称慢性心衰。由各种原因的慢性心肌损伤，如心肌缺血、坏死、纤维化、负荷过重、炎症及心律失常等，引起心肌结构和功能的变化，最终导致心室泵血和（或）充盈功能低下的一种慢性临床症状群，为各种心脏病的严重阶段。

（一）慢性心衰的临床分类

（1）根据解剖部位分为慢性左心衰竭、右心衰竭和全心衰竭。

（2）根据心肌收缩与舒张功能分为收缩性功能衰竭和舒张性功能衰竭或两者兼有。

（3）根据 LVEF 是否异常分为 LVEF 正常心衰（相当于舒张性心衰）和 LVEF 异常心衰（相当于收缩性心衰）。

（4）根据病因不同分为缺血性、心肌梗死后、心肌炎性、风湿性瓣膜病性、原发性心肌病性、继发性心肌病性、先天性心脏病性心衰等。

（二）慢性心衰的特点

（1）发病率高，病死率高，并呈继续增长的态势。

（2）心衰患病率有区域性差异，城市高于农村，北方明显高于南方，与冠心病、高血压的地区分布相一致。

（3）心衰的疾病谱发生变化，冠心病显著上升并居于首位，高血压病上升并占据重要位置，而风湿性心脏瓣膜病显著下降，但仍占有较大比例。

（4）心力衰竭是一种进行性的病变，目前的治疗措施仅能延缓其病程，即使没有新的心肌损伤，仍可自身不断发展。

（5）心衰预后严重，死亡原因依次为泵衰竭、心律失常和猝死。

二、慢性左心衰竭的临床表现

成人左心衰竭多见于高血压性心脏病、冠心病、主动脉瓣病变和二尖瓣关闭不全。急性肾小球肾炎和风湿性心脏炎是儿童和少年患者左心室衰竭的常见原因。二尖瓣狭窄或关闭不全时，左心房压明显升高，伴有肺淤血表现，为左心房衰竭所致。

（一）临床症状

1. 呼吸困难

是左心衰竭的主要症状。肺淤血时肺组织水肿，气道阻力升高，肺泡弹性降低，吸入少量气体就使肺泡壁张力升高到引起反射性启动呼气的水平，从而造成呼吸困难，并且呼吸浅而快。呼吸困难的类型包括劳力性呼吸困难、阵发性夜间呼吸困难、端坐呼吸等。劳力性呼吸困难仅在剧烈运动或体力活动后出现呼吸急促,如登楼、上坡或平地快走等。随着肺淤血程度的加重,轻微活动甚至休息时就发生呼吸困难。阵发性夜间呼吸困难是左心衰竭早期的典型表现,呼吸困难可连续数夜,每夜发作或间断发作,典型发作多在夜间熟睡 1 ~ 2h 后,患者因气闷、气急而惊醒,被迫坐起,可伴有咳嗽及哮鸣呼吸音或泡沫样痰。发作较轻者采取坐位多在 1h 内呼吸困难自动缓解,患者又可平卧入睡,次日可无异常感觉。严重时持续发作,阵阵咳嗽,咳粉红色泡沫样痰,甚至发展为急性肺水肿。端坐呼吸是由于平卧时极度呼吸困难而必须采取半卧位或坐位,以缓解呼吸困难。程度较轻时,高枕或半卧位即可缓解呼吸困难,严重时必须端坐呼吸以求缓解,是左心衰竭的严重状态。

2. 运动耐力下降

可能为心排血量低下、骨骼肌供血不足引起,常伴倦怠、乏力。

3. 陈 – 施呼吸

表现为呼吸暂停出现微弱呼吸→逐渐加快并加深→逐渐减慢且变浅→直至暂停→如此循环往复。暂停时间约 30 ~ 60 秒。主要发生机制为严重心衰→脑部缺血和缺氧→呼吸中枢的敏感性降低→呼吸减弱→ CO_2 潴留到一定程度时开始兴奋呼吸中枢→呼吸增快并加深→ CO_2 排出增多→呼吸中枢又逐渐转为抑制状态→呼吸又随之减弱和暂停。见于严重心衰伴有脑缺血、缺氧时,可伴有精神神经症状。

(二)临床体征

(1)原有心脏病的体征。

(2)左心室增大:心尖搏动向左下移位,心率增快,心尖区有舒张期奔马律,P2 亢进,其中舒张期奔马律最有诊断价值,在患者心率增快或左侧卧位并做深呼吸时更易听到。左心室扩大可致相对性二尖瓣关闭不全,又可加重左心室容量负荷,左心室扩大更为显著。

(3)交替脉:脉搏强弱交替,但不显著的交替脉仅能在测血压时发现。

(4)肺部啰音:肺间质水肿可无肺部湿性啰音,而仅在 X 线检查时发现肺淤血征象。闻及两侧肺底部细湿啰音是左心室衰竭的重要体征。阵发性呼吸困难或急性肺水肿时,可有粗大的湿性啰音,并伴有哮鸣音。

(5)胸腔积液:约25%的左心衰竭患者有胸腔积液,胸腔积液局限于肺叶间,也可单侧(多见于右侧)或双侧胸腔积液。

（三）诊断标准

《2012 年 ESC 心衰诊治指南》提出了：LVEF 降低心衰（收缩性心衰）的诊断标准，即典型心衰症状、典型心衰体征、LVEFV40%。

三、慢性左心衰竭的一般治疗

（一）预防和去除诱发因素

包括感染，尤其是呼吸道感染，可给予疫苗预防性注射；心律失常特别是心房颤动伴快心室率，应当良好控制心室率；及时发现和纠正电解质紊乱和酸碱失衡；贫血是心衰的常见并发症，严重贫血时需要补充铁剂或考虑使用促红细胞生成素；肾功能损害可单独存在或与心衰合并存在，互为因果，必须合理处理。

（二）发现及消除水钠潴留

每日测定体重是早期发现体液潴留最简便、最有效的方法。如 3 天内体重增加＞2kg，应考虑患者已有水、钠潴留，需加大利尿剂的剂量。

（三）调整生活方式

（1）限钠，心衰患者的潴钠能力明显增强，限制钠盐摄入对恢复钠平衡很重要。轻度心衰患者钠盐摄入控制在 2 ~ 3g/d，中至重度心衰＜2g/d，并尽量避免食用成品食物。盐代用品因常富含钾盐，如果与 ACEI 同时服用，要注意高钾血症。

（2）限水，严重低钠血症（＜130mmol/L），液体摄入量应＜2L/d，重度水肿或全身水肿时，限制摄入水量应当更为严格，必要时＜1L/d。

（3）营养和饮食，宜低脂饮食，肥胖患者应减轻体重，并积极戒烟。严重心衰伴消瘦者，应给予营养支持，包括给予血浆白蛋白。

（4）休息和适度运动，失代偿期应卧床休息，多做被动运动以预防深部静脉血栓形成。临床情况改善后，应鼓励在不引起症状的前提下进行体力活动，以防止肌肉的"去效应"，但应避免用力的等张运动。较重患者可在床边坐立或站立，较轻患者视病情可步行每日多次，每次 5 ~ 10min，并酌情逐步延长步行时间。NYHA 心功能 Ⅱ ~ Ⅲ 级患者，可在专业人员的指导下进行有规律的运动训练和康复治疗。

（四）心理和精神治疗

压抑、焦虑和孤独在心衰恶化中发挥重要作用，也是心衰患者死亡的主要预后因素。综合性情感干预可改善心功能，必要时应用抗抑郁药物。

（五）避免使用加重心衰的药物

（1）非固醇类抗炎药包括前列腺素选择性抑制剂可引起钠潴留、外周血管收缩，减弱利尿剂和 ACEI 的疗效并增加毒性。

（2）糖皮质激素。

（3）I 类抗心律失常药物。

（4）大多数钙离子拮抗剂，包括地尔硫䓬、维拉帕米、短效二氢吡啶类制剂。

（5）其他药物如辅酶 Q_{10}、牛磺酸、抗氧化剂、激素（生长激素、甲状腺素）等，疗效不确定，且与抗心衰药物之间可能有相互作用，不推荐使用。

（六）氧气疗法

用于治疗急性心衰，对慢性心衰并无应用指征。不伴有肺淤血、肺水肿的患者，给氧可导致血流动力学恶化，但对伴有夜间睡眠呼吸障碍者，可夜间给氧。

四、慢性左心衰竭的药物治疗

（一）利尿剂在慢性左心衰竭中的合理应用

1. 使用原则

利尿剂是控制心衰患者肺淤血，以及体液潴留唯一有效的药物，是标准治疗中必不可少的组成部分。所有心衰患者有肺淤血和体液潴留的证据或原先有过体液潴留者，均应给予利尿剂 c 阶段 B 的患者因无水、钠潴留，无须应用利尿剂。

2. 使用要点

（1）利尿剂必须最早应用。因利尿剂缓解症状最为迅速，数小时或数天内即见效，而 ACEI、β 受体阻滞剂则需数周或数月。

（2）利尿剂应与 ACEI 和 β 受体阻滞剂联用。

（3）袢利尿剂应作为首选利尿药物。袢利尿剂增加尿钠排泄可达钠滤过负荷的 20% ~ 25%，且增加游离水的清除，相反作用于远曲小管的噻嗪类利尿剂增加尿钠排泄的分数仅为钠滤过负荷的 5% ~ 10%，并减少游离水的清除，且在肾功能中度损害（肌酐清除率 < 30mL/min）时就失效。噻嗪类药物仅适用于有轻度体液潴留，伴有高血压而肾功能正常的心衰患者。

（4）通常从小剂量开始，如呋塞米 20mg/d，或托拉塞米 10mg/d，或氢氯噻嗪 25mg/d，并逐渐加量直至尿量增加，体重每日减少 0.5 ~ 1.0kg。呋塞米的剂量与效应呈线性关系，故剂量不受限制。氢氯噻嗪 100mg/d 已达最大效应，呋塞米剂量不受限制。一旦病情控制，如肺部湿性啰音消失、水肿消退、体重稳定，即以最小剂量长期维持。在长期治疗维持期间，仍应根据体液潴留情况随时调整剂量。每日体重的变化是最可靠的检测利尿剂效果和调整利尿剂剂量的指标。

（5）长期应用利尿剂应严密观察不良反应的发生，如电解质紊乱、症状性低血压以及肾功能不全，特别在服用剂量大和联合用药时。

（6）在利尿过程中，如果出现低血压和氮质血症而患者已无体液潴留，则可能是利尿剂过量、血容量减少所致，应减少利尿剂的剂量。如果患者有持续的体液潴留，则低血压和体液潴留很可能是心衰恶化、重要器官灌注不足，应继续利尿，并且短期使用增加肾灌注的药物如多巴胺 [2 ~ 5μtg/（kg·min）] 或多巴酚丁胺 [2 ~ 5μg/（kg·min）]。

（二）ACEI 在慢性左心衰竭中的合理应用

1. 临床适应证

充足的证据表明，ACEI 能够显著降低心衰的病死率、心衰再住院率，且此作用独立于年龄、性别、左心室功能状态，以及基线使用利尿剂、阿司匹林、β 受体阻滞剂。越严重的心衰患者受益越大。ACEI 用于所有慢性收缩性心衰患者，包括 B、C、D 各个阶段人群和 NYHA 心功能 Ⅰ ~ Ⅳ 级且 LVEF ＜ 40% ~ 45% 的患者，除非有禁忌证或不能耐受，都必须使用，而且终身使用。阶段 A 人群可考虑用 ACEI 预防心衰，有试验显示能降低心衰的发生率，尤其是对于心衰高发危险人群。临床医师和患者都应坚信，应用 ACE1 能够显著减少死亡和住院率，但症状改善常出现于治疗后数周至数月，即使症状改善不显著，ACEI 仍可减少疾病进展的危险性。虽然早期可能出现一些不良反应，但一般不会影响长期应用。

2. 禁用或慎用情况

对 ACEI 曾有致命性不良反应，如曾有严重血管神经性水肿、无尿性肾功能衰竭或妊娠妇女绝对禁用。慎用于双侧肾动脉狭窄、血肌酐水平＞ 265.2/mol/L、高血钾症（＞ 5.5mmol/L）、低血压（收缩压＜ 90mmHg）、左心室流出道梗阻（如主动脉瓣狭窄、肥厚型梗阻性心肌病）等。

3. 使用要点

（1）ACEI 治疗慢性收缩性心衰是药物的类效应，已经完成的临床试验尚未显示不同的 ACEI 对心衰的存活率和症状的改善有所不同，但应尽量选用临床试验中已经证实的 ACEI。

（2）高剂量虽然进一步降低心衰的住院率，但对症状与病死率的益处则与中低剂量相似，临床上应从小剂量开始，根据个体情况一般每 1～2 周倍增 1 次，直至目标剂量或最大耐受量。有低血压史、糖尿病、氮质血症，以及服用保钾利尿剂者，递增速度宜慢。

（3）不要因 ACEI 未达到目标剂量而推迟 β 受体阻滞剂的使用，应当尽早合用，并根据临床情况的变化分别调整各自的剂量，两者在抑制心衰的发展和降低死亡方面具有协同作用。

（4）ACEI 一旦调整到合适剂量需终身使用，尽量避免突然撤药导致临床状况的恶化。

（5）目前或既往有体液潴留的患者，ACEI 必须与利尿剂合用，且在起始前利尿剂宜维持在合适剂量；无体液潴留者可单独应用 ACEI。

（6）冠心病所致心力衰竭患者中合用 ACEI 和阿司匹林临床获益显著超过单独用药。

4. 用法与用量

卡托普利 6.25mg，每日 3 次，目标 50mg，每日 3 次；依那普利 2.5mg，每日 2 次，目标 10～20mg，每日 2 次；贝那普利 2.5mg/d，目标 5～10mg，每日 2 次；福辛普利 5～10mg/d，目标 40mg/d；赖诺普利 2.5～5mg/d，目标 30～35mg/d；培哚普利 2mg/d，目标 4～8mg/d；雷米普利 2.5mg/d，目标 10nig/d；西拉普利 0.5mg/d，目标 1～2.5mg/d；喹那普利 5mg，每日 2 次，目标 20mg/d，每日 2 次。

（三）β 受体阻滞剂在慢性左心衰竭中的合理应用

心力衰竭时慢性肾上腺素能系统的激活介导心室重构，而 β_1 受体信号转导的致病性明显大于 β_2 和 α_1 受体。β_1 受体阻滞剂长期治疗慢性心衰能够显著降低死亡和住院率，尤其是降低猝死率，在不同的年龄、性别、心功能分级、LVEF，在缺血性还是非缺血性、糖尿病还是非糖尿病患者，均能显著获益。

1. 临床适应证

（1）除非有禁忌证或不能耐受，所有慢性收缩性心力衰竭，NYHA 心功能Ⅱ～Ⅲ级病情稳定的患者，以及阶段 B、无症状心衰或 NYHA 心功能Ⅰ级、LVEFW40% 的患者，均必须应用 β 受体阻滞剂，而且需终身服用。NYHA 心功能Ⅳ级患者需要病情稳定后，在严密监护下由专科医师指导使用。

（2）应尽早使用 β 受体阻滞剂，以降低心衰的猝死率。

（3）告知患者 β 受体阻滞剂连续使用 2～3 个月后才出现症状改善，即使症状不改善，也能防止病情进展。同时告知患者 β 受体阻滞剂的不良反应常发生在治疗早期，如负性肌力作用导致心功能抑制，只要合理调整用量，一般不会妨碍长期用药，不要自行减量或停药。

2. 禁忌证

支气管痉挛性疾病、心动过缓（V60 次 / 分）、0 度或Ⅲ度 AVB、心衰恶化或有明显水和钠潴留、妊娠妇女、青光眼患者。

3. 使用要点

（1）选择临床试验证实有效的制剂，如琥珀酸美托洛尔、比索洛尔和卡维地洛。

（2）应在低到中度 ACEI 剂量基础上尽早使用。

（3）起始治疗前患者无明显的体液潴留，体重恒定，利尿剂已维持在合适剂量。有液体明显潴留需大量利尿者，暂不应用。

（4）从极小剂量开始，琥珀酸美托洛尔 6.25mg、每日 2 次，比索洛尔 1.25mg、每日 1 次，卡维地洛 3.125mg、每日 2 次。每 2～4 周剂量加倍。国内可应用酒石酸美托洛尔平片，初始 6.25mg，每日 3 次。

（5）心率是国际公认的 β 受体有效阻滞的用药指标，清晨静息心率 55～60 次 / 分是达到目标剂量或最大耐受量的指征，不要以患者的治疗反应来确定剂量。

（6）中国人与西方人不同，个体差异较大，使用剂量应当个体化。

（7）β 受体阻滞剂起始治疗时可引起水、钠潴留，需每日检测体重，一旦出现体重增加应当加大利尿剂剂量，直至恢复治疗前体重。

（8）避免突然撤药，减量过程也宜缓慢，每 2～4 天减量 1 次，2 周内减完。病情稳定后重新使用。

（四）地高辛的合理使用

临床实践表明，轻中度心衰患者经 1～3 个月的地高辛治疗，能提高症状和心功能状态，提高生活质量和运动耐量；不论基础心率是窦性心律还是心房颤动心律、缺血性还是非缺血性心肌病、联用还是不联用 ACEI，患者均能从地高辛治疗中获益，而停用地高辛可能导致血流动力学和临床症状的恶化。地高辛是正性肌力药物中唯一的长期治疗后不会增加病死率的药物，作用为中性，且可降低因心衰再住院率。

1. 适用范围

（1）地高辛应用的主要目的是改善慢性收缩性心衰的临床状况，适用于已用 ACEI 或 ARB、β 受体阻滞剂和利尿剂治疗，而仍持续有症状的心衰患者。重症患者可将地高辛与 ACEI 或 ARB、β 受体阻滞剂、利尿剂和醛固酮受体拮抗剂同时使用，或先用利尿剂和醛固酮受体拮抗剂后视临床情况再使用。

（2）患者已应用地高辛，则不必停用，但必须使用 ACEI（或 ARB）与 β 受体阻滞剂治疗，心衰症状和心功能改善后可以停用。

（3）地高辛仅用于 β 受体阻滞剂控制心率不佳的情况下，特别适用于心衰伴快速心室率的心房颤动患者，但在应用 β 受体阻滞剂的情况下，地高辛通常无须大剂量给药。

（4）地高辛对降低心衰病死率没有影响，不主张早期使用。不用于 NYHA 心功能 I 级的患者。

（5）急性心衰并非地高辛的应用指征，除非并有心房颤动伴快速心室率的患者。

2. 用法用量

（1）地高辛为中速口服洋地黄制剂，服用后经小肠吸收，2 ~ 3h 达到高峰，4 ~ 8h 达到最大效应，85% 由肾脏以原形排出，半衰期为 36h，连续口服相同剂量经 5 个半衰期（约 7 天）血浆浓度可达稳态。目前多采用维持量疗法，即开始就采用 0.125 ~ 0.25mg/d 固定剂量。

（2）年龄 > 70 岁、肾功能减退者宜选用 0.125mg/d 或隔日疗法。大剂量（0.375 ~ 0.5mg/d）仅用于心房颤动伴快速心室率的心衰患者。对血液透析患者，由于与血浆蛋白结合的地高辛不能通过透析清除，所以给药剂量应减为 0.125mg/d，每周 2 次。

（3）静息时心室率 60 ~ 70 次 / 分，日常活动后 < 90 次 / 分，常表示维持量适当。心房颤（扑）动时心室率 > 100 次 / 分，多表示洋地黄用量不足。心率或心律的突然转变常为洋地黄中毒的重要临床依据。

（五）醛固酮受体拮抗剂在左心衰竭中的应用

1. 临床应用

多数指南建议：

（1）适用于中重度心衰、NYHA 心功能 Ⅲ ~ Ⅳ 级患者，AMI 后并发心衰且 LVEF ≤ 40% 的患者。

（2）螺内酯起始剂量为 10mg/d，最大剂量为 20mg/d。

（3）入选患者血肌酐浓度为女性 < 176.8 μ dmol/L，男性 < 221.0 μ mol/L，且近期内无恶化；血钾 < 5.0mmol/L，且近期内无严重高钾血症。

（4）一旦开始使用醛固酮受体拮抗剂，应当立即加用袢利尿剂，停用钾盐，而且 ACE1 减量。《2012 年 ESC 心衰诊治指南》扩展了醛固酮受体拮抗剂的应用范围，建议醛固酮受体拮抗剂用于已接受 ACEI 或 ARB 及 β 受体阻滞剂治疗，而仍然持续存在症状（NYHA 心功能 Ⅲ ~ Ⅳ 级）、LVEF ≤ 35% 的所有心衰者。

2. 注意事项

（1）应用醛固酮受体拮抗剂的主要危险是高钾血症和肾功能异常，伴有此两种情况列为禁忌，有发生这两种情况潜在危险的患者应慎用；

（2）醛固酮受体拮抗剂作用缓慢，但具有微弱的利尿作用，可导致血容量的降低，进一步加重肾功能异常和高钾血症的发生，临床上应当慎重权衡；

（3）开始治疗后一般停用补钾制剂，除非有明确的低钾血症；

（4）必须同时使用袢利尿剂，不宜单独使用；

（5）同时使用醛固酮受体拮抗剂和大剂量 ACEI 增加高钾血症的风险；

（6）避免使用非固醇类抗炎药，尤其老年人。

（六）血管紧张素受体拮抗剂在左心衰竭中的应用

1. 适应证

（1）对心衰高发危险人群（阶段 A）应用 ARB 有助于预防心衰的发生。

（2）已有心脏结构异常但从无心衰临床表现者（阶段 B），对 LVEFT 降包括心肌梗死后的患者如不能耐受 ACEI 可用 ARB，对有高血压伴有心肌肥厚者 ARB 有益。

（3）常规治疗后心衰症状持续存在，且 LVEF 低下者，可考虑加用 ARB，但应谨慎选择病例。目前，尚无 ACEI、ARB 与 β 受体阻滞剂合用对心衰和心肌梗死后不利的证据。

（4）对轻、中度心力衰竭且 LVEF 低下者，特别是因其他指征已用

ARB，ARB 可代替 ACEI 作为一线治疗。

（5）ARB 用于因血管神经性水肿和顽固性咳嗽而不能耐受 ACEI 并且 LVEF 低下的患者，可耐受 ACEI 的患者不能用 ARB 替代治疗。

（6）对使用 ACE1 的患者，加用 β 受体阻滞剂优于加用 ARB，正在使用 ACEI 和 β 受体阻滞剂的患者不主张加用 ARB，仅在 β 受体阻滞剂不能耐受或禁忌时可考虑加用 ARB。

（7）ACEI、ARB 与醛固酮受体拮抗剂联用安全性的临床证据不足，而且不良反应的风险肯定会显著增加。ACE1 与醛固酮受体拮抗剂合用的循证医学证据都是有利的，优于 ACEI 和 ARB 联用。

2. 使用方法

（1）氯沙坦 25 ~ 50mg/d，增量至 50 ~ 100mg/d；缬沙坦 20 ~ 40mg/d，增量至 160mg，每日 2 次；坎地沙坦 4 ~ 8mg/d，增量至 32mg/d；替米沙坦 40mg/d，增量至 80mg/d；厄贝沙坦 150mg/d，增量至 300mg/d；奥美沙坦 10 ~ 20mg/d，增量至 20 ~ 40mg/d。其中坎地沙坦和缬沙坦具有较明确的临床证据。

（2）小剂量起用，在患者耐受的基础上逐步将剂量增至推荐剂量或最大耐受量。

（3）ARB 如同 ACEI 一样，可引起低血压、肾功能不全和高钾血症等，在开始用药及改变剂量的 1 ~ 2 周内，应当进行相应的监测。

第三节　慢性右心衰竭

一、慢性右心衰竭的病因

慢性右心衰竭是指任何原因引起慢性右心室收缩和（或）舒张功能障碍，不足以提供机体所需要的心输出量时所出现的临床综合征。右心衰竭的诊断至少具备与右心衰竭一致的症状与体征以及右侧心脏结构和（或）功能异常，或有右侧心内压升高的客观依据。

任何导致慢性心血管结构和（或）功能异常，损害右心室射血功能和（或）充盈能力的因素都可引起慢性右心衰竭。右心室容量或压力负荷过重及右心室心肌的严重病变是其主要原因。

（一）右心室超负荷

（1）压力超负荷，肺动脉高压是引起右心室压力超负荷的常见原因，右心室流出道梗阻（如双腔右室、漏斗部肥厚、肺动脉瓣狭窄）、肺动脉狭窄、体循环化右心室等比较少见。

（2）容量超负荷，三尖瓣关闭不全、肺动脉瓣关闭不全等右心瓣膜病；房间隔缺损、肺静脉异位引流、瓦氏窦瘤破入右心房、冠状动脉右心室或右心房瘘等先天性心脏病；其他疾病如类癌晚期，尤其是合并肝转移时，类癌细胞分泌并释放生物活性物质累及心脏时常引起右侧心脏瓣膜和心内膜病变，导致右心室容量超负荷和右心衰竭。

（3）先天性心脏病，如 Ebstein 畸形、法洛四联征、右心室双出口合并二尖瓣闭锁、大动脉转位等。

（二）右心室心肌自身病变

（1）右心室心肌梗死，右室心肌梗死很少单独出现，常合并左心室下壁心肌梗死，患病率为 20% ~ 50%，其中约 10% 的患者可出现明显的低血压。右室心肌缺血、损伤、坏死均可引起右心室功能降低，导致右心衰竭。

（2）右心室心肌疾病，右心功能障碍虽然是致心律失常性右心室心肌病的常见病理过程，但表现出右心衰竭症状的患者并不多见（6%）。限制型心肌病累及右心室时也可使右心室舒张功能下降，导致右心衰竭。心肌炎累及右心室时也可以引起右心衰竭。

（3）严重感染，可引起心肌损伤，约 50% 的严重败血症和脓毒性休克患者同时伴随左心室收缩功能低下，部分患者出现右心室功能障碍。

二、慢性右心衰竭的临床表现

（一）临床症状

1. 呼吸困难

比较常见。由于右心功能障碍，右心排血量减少，导致氧合减少，血氧饱和度下降，运动耐量降低，并可导致左心排血量减少。继发于左心功能不全的右心衰竭，因肺淤血减轻，可能反而会减轻患者左心衰竭所致的呼吸困难。分流性先天性心脏病或肺部疾病所致的右心衰竭，也均有明显的呼吸困难。

2. 消化道症状

因胃肠道和肝脏淤血可引起上腹饱胀、食欲不振、恶心、呕吐及便秘等常见症状；长期肝淤血可以引起黄疸、心源性肝硬化的相应表现。

3. 心悸

右心衰竭患者，由于交感神经系统过度兴奋、缺氧以及心肌重构，导致心脏自主节律紊乱，表现为心率加快和各种心律失常。致心律失常性右室心肌病可引起严重的室性心律失常，常表现为猝死。

（二）临床体征

（1）具有原心脏病的体征。

（2）右心室增大，心前区抬举样搏动，心率增快，胸骨左缘第 3～4 肋间舒张早期奔马律，三尖瓣区收缩期反流性杂音，吸气时增强。肺动脉高压时可有 P_2 亢进，并可出现胸骨左缘第 2～3 肋间的舒张期杂音。

（3）肝肿大，重度三尖瓣关闭不全时，可发生肝收缩期扩张性搏动。慢性右心衰竭可致心源性肝硬化，此时肝触诊质地较硬，压痛可不明显。

（4）颈静脉征，颈静脉压升高，反映右心房压力升高。颈静脉充盈、搏动是右心衰竭时的主要体征，肝颈静脉回流征阳性则更具有特征性。

（5）水肿，先有皮下组织水分积聚，到一定程度后才出现凹陷性水肿，常为对称性。水肿最早出现在身体最低垂的部位，病情严重者可发展到全身。

（6）胸腔积液和腹腔积液，大量腹腔积液多见于三尖瓣狭窄、三尖瓣下移和缩窄性心包炎，亦可见于晚期心衰和右心房血栓堵塞下腔静脉入口时。

（7）心包积液，少量心包积液在右心衰竭或全心衰竭时并不少见。

（8）晚期患者可有明显的营养不良、消瘦，甚至出现恶病质。

三、慢性右心衰竭的实验室检查

（一）心电图

对右心衰竭诊断虽无特异性，但可提示右心房扩大、右心室肥厚，并发现心律失常。急性肺栓塞症、肺动脉高压、肺动脉瓣狭窄、右室心肌梗死、多种累及右心的心肌疾病等均具有较为特异性的改变。

（二）X 线胸片检查

显示心脏增大，主要以右心房、右心室为主。可有腔静脉和奇静脉扩张、肺动脉段突出、胸腔积液。如有近期 X 线胸片对比，则可发现肺淤血较右心衰竭前减少。继发于左心衰竭者还存在左心增大，前后位 X 线摄片上心脏呈普大型，可伴有肺淤血、肺水肿等征象。因 X 线征象常晚于临床体征，故判断有无右心衰竭应密切结合临床资料。

（三）超声心动图检查

可以了解心脏的结构和功能，是否存在先天性心血管异常，估测肺动脉收缩压，是筛查右心衰竭病因和监测病情的重要手段。多普勒组织显像（TDI）测定的三尖瓣环收缩期位移（TAPSE）右心室收缩和舒张末期面积变化分数（FAC），以及心肌做功指数（MH，又称 Tei 指数）等指标是目前评价右心室整体功能的重要指标，不受心率、右心室形状、前后负荷等因素影响。实时三维超声（RT-3DE）可以实时、全面地观察立体的解剖结构，测得的右心室射血分数，其准确性甚至可与心脏磁共振三维成像相当。

（四）放射性核素显像

放射性核素心室造影，包括首次通过法核素心室造影和平衡法核素心室造影两种方法。临床上可利用首次通过法核素心室造影将左、右心室分开，再利用平衡法核素心室造影评估右心室收缩和舒张功能，主要评价指标包括右心室末期收缩容积、右心室射血分数、右心室高峰充盈率和高峰充盈时间等。目前门控核素心血池断层显像正处于临床试验阶段，将心脏各层面图像叠加，从而获得立体的三维图像，提高了诊断的准确性。有研究表明右心室心肌灌注显像和心肌代谢显像也可用于评价右心功能。

（五）心脏 MRI

是评价右心功能的最重要方法，可直接评估右心室大小、质量、形态和功能。心脏 MR1 检测的右心功能主要指标包括右心室收缩末容量、右心室舒张末容量、右心室射血分数、右心室壁厚度、右心室心肌质量、右心室心肌质量指数等。

（六）右心导管检查

是确诊肺动脉高压的金标准，并能获得反映右心功能的参数，如右心房、右心室压力和血氧饱和度，上下腔静脉压力和血氧饱和度，肺动脉压和血氧饱和度，右心排血量和右心指数，肺血管阻力以及肺毛细血管楔压（PCWP）。

（七）6min 步行距离试验（6MWT）

是量化评价肺动脉高压、慢性心衰患者运动耐量和生活质量的重要检查方法之一。6MWT 与其他步行试验相比，操作简单，患者容易接受，且能较好地反映患者心功能状态。6MWT 已作为主要终点应用于一系列临床试验，该检查也可以预测肺动脉高压患者的预后。

（八）心肺运动试验（CPET）

可鉴别呼吸困难和运动受限的原因，以正确诊断右心衰竭和病因；可以评价人体运动状态下的心肺功能，指导医师为右心衰竭患者制订合理的康复治疗的运动方案；可用于评估右心衰竭的治疗效果和评价慢性心衰患者的严重程度，对预后判断有一定的价值。峰值摄氧量（VO_{2peak}）、CO_2 通气当量（VE/V_{CO2}）和无氧阈值都是判断慢性心衰患者预后的指标，对于评估心脏移植的治疗时机有价值，当患者 $VO_{2peak} < 14mL/（min·kg）$ 时，建议实施心脏移植。

（九）心衰标记

B 型利钠肽（BNP）和氨基末端 B 型利钠肽前体（precursor）水平的升高与右心扩大和右心衰竭密切相关，并可用于急性肺血栓栓塞症和肺动脉高压的危险分层。右心衰竭时患者室壁张力增高，氧耗增加，冠状动脉供血减少，导致右心缺血或者发生微梗死，也可引起肌钙蛋白水平升高。

四、慢性右心衰竭的诊断

目前尚无国际公认的右心衰竭诊断标准。

目前推荐的诊断标准为：

（1）存在可能导致右心衰竭的病因，最重要的是存在左心衰竭、肺动脉高压（包括慢性阻塞性肺病所致者）、右心室心肌病变（包括右室心肌梗死、限制性病变和致心律失常性右心室心肌病等）、右侧瓣膜病变和某些先天性心脏病。

（2）存在右心衰竭的症状和体征。主要症状是活动耐量下降、乏力以及呼吸困难，主要体征包括颈静脉压升高的征象、肝肿大、外周水肿。

（3）存在右心结构和（或）功能异常，以及心腔内压力增高的客观证据。主要来自超声心动图、核素心室造影或心肌灌注显像、MRI 等影像学检查。右心导管可提供心腔内压力增高和功能异常的证据。

五、慢性右心衰竭的治疗

（一）治疗原则

1. 临床分期

依据左心衰竭的分期将右心衰竭划分为 4 个阶段。

（1）阶段 A：有右心衰竭高危因素，无心脏结构性的变化以及心力衰竭的症状和体征；

（2）阶段 B：出现可导致右心衰竭的心脏结构性变化，但无右心衰竭的症状；

（3）阶段 C：出现可导致右心衰竭的心脏结构性变化，伴有体液潴留、运动耐量下降、疲劳、心悸等右心衰竭的症状和（或）体征；

（4）阶段 D：难治性右心衰竭，即使采取积极治疗，休息时也出现严重症状。

2. 治疗原则

针对右心功能衰竭不同的阶段应给予相应的措施积极预防和治疗，主要措施包括积极治疗导致右心衰竭的原发疾病，减轻右心负荷，增强心肌收缩力，维持窦性节律，纠正房室和心室之间的不同步性。

3. 不同阶段的治疗

（1）阶段 A：积极控制危险因素，改善生活方式，戒烟酒，适当锻炼。

（2）阶段 B：在阶段 A 的基础上强化原发疾病的治疗，如实施心脏瓣膜置换术、先天性心脏病修补或矫正术，积极治疗肺动脉高压等。肺动脉高压所致的右心衰竭，目前尚无研究证实 ACEI 或 ARB、β 受体阻滞剂能够降低肺动脉压，改善右心功能，并且还可能导致体循环压力明显下降，从而出现矛盾性肺动脉压升高、心功能衰竭加重、诱发肺水肿等危险，目前不建议使用。

（3）阶段 C：在阶段 B 的基础上加用强心、利尿治疗，根据临床情况可考虑使用心脏再同步化和 ICD 治疗，对于部分先天性心脏病、心脏瓣膜病和慢性血栓栓塞性肺动脉高压的患者可选择相应的手术治疗。

（4）阶段 D：在阶段 A、B、C 的基础上，着重考虑房间隔造口术、右心室辅助装置、肺移植或心肺联合移植治疗。

（二）一般治疗

1. 去除诱发因素

常见的诱因有感染、发热、劳累、情绪激动、妊娠、分娩、乘飞机和高原旅行等。

（1）右心衰竭患者应注意避免受凉感冒，在病毒流行季节应少去人流密集的场所，注射流感疫苗预防流感，出现感染、发热时应及早治疗。

（2）避免劳累和情绪激动。

（3）右心衰竭患者在妊娠和分娩时病死率高达 30% ~ 50%，应当禁止妊娠；如果患者意外妊娠，建议及早终止妊娠；对于妊娠晚期和即将分娩的右心衰竭患者应尽早实施剖宫产术，由于手术病死率很高，应告知患者及家属，并积极控制围手术期的右心衰竭；建议剖宫产术时选用硬膜外麻醉，不选用全身麻醉。

（4）对于乘飞机前氧饱和度＜92%的右心衰竭患者，在乘飞机时应给予氧气治疗。

（5）因高原旅行会加重右心衰竭患者的缺氧，应当避免。

2. 改进生活方式

（1）严格限制盐的摄取，戒烟戒酒；

（2）病情稳定时可以继续学习或从事轻体力活动的工作；

（3）育龄期女性积极采取避孕措施，因含雌激素的避孕药可能会增加静脉血栓发生的风险，建议采用避孕用具。

3. 心理与精神治疗

右心衰竭的患者因病情反复，往往存在悲观情绪，容易出现失眠、焦虑、抑郁等，应当积极对患者进行心理疏导。当患者出现明显症状时，建议患者就诊心理或精神专科门诊，并接受相应治疗。

4. 氧疗

氧疗可以改善全身重要脏器的缺氧，降低肺动脉阻力，减轻心脏负荷。对于 $SaO_2 < 90\%$ 的患者应进行常规氧疗。肺心病患者如 $PaO_2 < 60mmHg$ 时，每天持续低流量氧疗＞15h，维持 $PaO_2 > 60mmHg$。

5. 健康教育

定期进行健康教育，让患者和家属了解右心衰竭的预防和治疗措施，正确认识其发生发展过程，加强医患之间的交流，增强患者的生活信心，积极配合治疗。

6. 康复治疗

建议进行专业化的康复治疗，包括呼吸锻炼和运动康复，提高患者的运动耐量和生活质量，延缓疾病的发展。

（三）药物治疗

1. 利尿剂

右心衰竭可导致体循环体液潴留，加重患者心脏的前负荷，影响胃肠道的吸收和消化功能，患者出现颈静脉充盈、下肢水肿和胸膜腔积液时，建议给予利尿剂。但应避免使用强效利尿剂，以免出现代谢性碱中毒。使用利尿剂期间，必须密切监测血气、血电解质。

2. 正性肌力药物

洋地黄类药物可以增强心肌收缩力，减慢心室率。心排血量 < 4L/min 或心脏指数 < 2.5L/（min·m²）为地高辛的首选指征，右心衰竭合并窦性心律 > 100 次/分或心房颤动伴快速心室率也可使用。缺氧和低钾血症时可诱发洋地黄中毒，使用地高辛要特别慎重。多巴酚丁胺和多巴胺是治疗重度右心衰竭的首选药物。多巴酚丁胺主要是增强心肌收缩力，增加心输出量，不影响心脏前负荷，大剂量时还有扩张血管的作用，对心率影响小。小剂量多巴胺可以扩张肾动脉，改善肾血流量，增加尿量，中等剂量多巴胺可以起到正形肌力作用，增强心肌的收缩，随剂量增加还可以收缩动脉，提高血压，因此对于血压偏低患者首选多巴胺。多巴胺与多巴酚丁胺使用剂量范围均为 2 ~ μg/（kg·min）。

3. 抗凝治疗

右心衰竭患者因体循环淤血，血流缓慢，加上卧床不起，活动减少，很容易并发静脉血栓形成，甚至发生肺动脉栓塞症，需要抗凝治疗。可选用低分子肝素或口服华法林或其他新型抗凝药物。若使用华法林要定期监测 INR，并使 INR 维持在 1.5 ~ 2.5。

4. 血管扩张剂

硝酸酯类药物和硝普钠通过扩张静脉和动脉而减轻心脏的前、后负荷，适用于左心收缩和（或）舒张功能不全发展导致的右心衰竭患者。但是对于肺动脉高压导致右心衰竭的患者，硝酸酯类药物和硝普钠不能选择性地扩张肺动脉，反而因降低主动脉及外周动脉血压加重右心缺血缺氧，增加肺动脉阻力，加快患者的死亡，应避免使用。

5. ACEI 与 β 受体阻滞剂

对于全心衰竭的患者，ACEI 能增加其右心室射血分数，减少右心室舒张末容量，减轻右心室充盈压；β 受体阻滞剂也能改善右心室功能。但对于动脉型肺动脉高压导致的右心衰竭，ACEI 和 β 受体阻滞剂不增加患者运动耐量，也不能改善血流动力学指标，反而可能因动脉压下降而使病情恶化。

（四）器械置入导致右心衰竭的治疗

左右心室不同步可加重右心衰竭，采用左右心室同步化治疗可以改善右心衰竭。右心衰竭患者常合并室内传导阻滞，当 QRS 间期 > 180ms 时，容易发生室性心动过速和心脏性猝死。此时主要是治疗导致右心衰竭的原发疾病以减少室性心律失常的发生，如开通狭窄的冠状动脉、矫正心脏畸形、解除瓣膜狭窄和降低肺动脉压等。对于可诱发的单形性室性心动过速可以考虑实行射频消融治疗，发生猝死危险性大的患者建议置入ICD。

器械置入引发的心衰主要见于心脏起搏器和ICD置入后。主要发病机制为：右心室心尖部起搏导致异常的激动顺序，心脏运动不同步；右心室导线可造成三尖瓣损伤，引起严重三尖瓣关闭不全，从而导致右心衰竭。器械治疗可引起全心衰竭，部分患者首先或主要表现为右心衰竭。器械置入后出现右心衰竭的患者，可进行经胸超声心动图检查以明确是否有左右心室收缩不同步和三尖瓣结构及功能异常，必要时经食管超声心动图检查以进一步明确诊断。由右心室起搏后导致激动异常所致的右心衰竭，通过规范、合理的药物治疗效果仍然不佳者可进行起搏器升级治疗，即心脏再同步化治疗（CRT）。临床试验表明，传统右心室心尖部起搏伴重度心衰进行CRT升级后，患者的心功能、运动耐量和心室收缩不同步状态明显改善。

（五）心脏移植导致右心衰竭的治疗

心脏移植围术期发生右心衰竭是影响心脏移植手术成功的一个重要因素。如果肺动脉收缩压 > 60mmHg 合并以下任何 1 项：肺血管阻力（PVR） > 5Wood 单位、PVR 指数（PVR/CI） > 6Wood·m^2、跨肺动脉压梯度（TPG） > 16 ~ 20mmHg（TPG= 肺动脉平均压 = 肺毛细血管楔压），术后右心衰竭和早期死亡的风险增高。如果 PVR 能够降至 < 2.5Wood 单位，但又同时出现体循环收缩压 ≤ 85mmHg，仍存在术后右心衰竭和死亡的高风险。术前肺动脉舒张压升高是心脏移植术后 1 年死亡的独立危险因素。通常二尖瓣中到大反流所致的早期肺动脉高压，心脏移植术后具有较好的可复性，不应视为心脏移植的禁忌证。随着肺动脉高压靶向药物和机械辅助装置的应用，可能成功降低部分心脏移植候选者的肺动脉压和 PVR，使许多具有相对禁忌证的心衰患者经治疗后能够接受心脏移植。心脏移植围术期移植心脏衰竭可导致右心室、左心室或双心室衰竭。孤立的右心室衰竭较双心室衰竭更为常见。术中和术后移植心脏的功能可以通过心脏目视、经食管超声和血流动力学检查进行具体评估。右心室衰竭的主要特征包括右心房压 > 20mmHg，左心房压 < 10mmHg，通常左心室收缩功能和舒张功能良好。

心脏移植后一旦发现右心衰竭征象，应该持续监测肺动脉压和 PVRO 治疗原则是降低右心室后负荷，同时保持足够而不是过高的右心室前负荷（中心静脉压 < 15cmH₂O）。主要治疗措施包括：①利尿剂：可减少右心室前负荷。若效果不好，可考虑应用床旁血滤或超滤帮助控制容量负荷。②使用正性肌力药物：可维持动脉血压以保证器官及右心室灌注。轻度右心衰竭可给予能够增强右心室功能的正性肌力药。主张使用异丙肾上腺素 2 ~ 10μg/min；多巴酚丁胺 2 ~ 10μg/（kg·min）或联合多巴胺 2 ~ 10μg/（kg·min）；异丙肾上腺素 2 ~ 10μg/min 联合多巴胺 2 ~ 10μg/（kg·min）；米力农 0.375 ~ 0.750μg/（kg·min）。③选择肺血管扩张剂：包括前列环素类似物如吸入伊洛前列素，内皮素受体拮抗剂如安立生坦、波生坦，5 型磷酸二酯酶抑制剂如西地那非等，适用于治疗围术期右心衰竭。④左心室辅助装置：右心室功能不全导致左心室充盈不佳，出现左心室每搏输出量降低，左心室辅助装置可有效降低左心室后负荷，改善右心室灌注。如果无效，可应用体外膜人工肺氧合器（ECMO）或右心室辅助装置，必要时再次心脏移植。

（六）动脉型肺动脉高压导致慢性右心衰竭的诊疗特点

肺动脉高压以肺血管阻力进行性增高、病情进行性发展为特点，最终导致右心衰竭。动脉型肺动脉高压所致右心衰竭的治疗包括肺动脉高压和右心衰竭的治疗。

1. 动脉型肺动脉高压的治疗

首先是治疗引起肺动脉高压的基础疾病或相关性疾病，如先天性心脏病、结缔组织疾病等。其次是降低肺动脉压，最大程度减少右心衰竭发生和死亡的危险性。目前，国内获得批准临床应用的肺动脉高压靶向治疗药物包括波生坦、安立生坦和伊洛前列素。然而，5 型磷酸二酯酶抑制剂如西地那非、伐地那非、他达那非在国内尚未批准，但国内相关研究表明其疗效较好。动脉型肺动脉高压靶向药物治疗应强调长期、规律，定期随访并评估治疗效果。

2. 右心衰竭的治疗

除遵循肺动脉高压的诊断和治疗指南外，尚需注意：

（1）避免诱发病情突然加重的因素，如精神与心理因素、剧烈运动或过度疲劳、感染、输液过多、用药不当（如血管扩张剂）、突然停药（如使用大量钙离子拮抗剂患者突然停药）等。

（2）对于体液潴留的患者应该限制盐的摄入和合理使用利尿剂，利尿剂通常从小剂量开始，如呋塞米 20mg/d 或托拉塞米 10 ~ 20mg/d、氢氯噻嗪

25 ～ 50mg/d，并逐渐增加剂量直至尿量增多，体重每日减轻 0.5kg 左右，直至体重恢复正常后维持治疗。利尿剂低剂量联合应用，其疗效优于单一利尿剂的最大剂量，且不良反应也更少。

（3）对于利尿剂效果不佳的患者，可以考虑短期应用正性肌力药物，推荐多巴酚丁胺 2 ～ 5 μg/（kg·min），或给予米力农负荷量 25 ～ 50 μg/kg，继以 0.25 ～ 0.75 μg/min。

（4）由于动脉型肺动脉高压所致重度右心衰竭时室间隔明显左移，导致左心室变小，左心室舒张末容量明显减少，心排血量降低，如应用非选择性血管扩张剂必然导致血压降低，心肌灌注降低，心排血量进一步减少，加重病情，故应当避免使用硝普钠、硝酸酯类、肼屈嗪、酚妥拉明等。选择性肺动脉扩张剂可以降低肺动脉压和肺血管阻力，提高心排血量，但对动脉型肺动脉高压所致右心衰竭的治疗效果，尚缺乏大样本的临床试验评估。

（5）经皮球囊房间隔造口术可用于经标准化治疗无效、NYHA 心功能Ⅲ～Ⅳ级、反复发作性晕厥和难治性右心衰竭的特发性肺动脉高压患者，也可作为不适合心肺移植术或该手术前的过度治疗。由于与手术相关的病死率可高达 16%，必须严格掌握手术适应证。

（6）对药物或其他治疗均无效的患者还可进行单肺移植、双肺移植或心肺联合移植。

慢性血栓栓塞性肺动脉高压可由急性肺血栓栓塞症演变而来，但多无急性过程，发病隐匿、缓慢，发现较晚，主要表现为重症肺动脉高压和右心衰竭，预后不良。除遵循右心衰竭的治疗原则外，还应该积极评估患者的手术指征，对位于左、右肺动脉主干或累及肺叶、手术可及范围肺段动脉的慢性血栓栓塞性肺动脉高压者，可采用肺动脉血栓内膜剥脱术，去除肺动脉内血栓，以降低肺血管阻力，改善患者的运动耐量。

（七）慢性肺部疾病导致慢性右心衰竭的诊疗特点

各种肺部疾病如慢性阻塞性肺病、支气管哮喘、间质性肺病等疾病病情进展时均可导致肺动脉高压，右心室后负荷增加，最后导致慢性肺源性心脏病而出现右心衰竭。

主要治疗措施：通过吸氧、解痉、平喘、祛痰、抗感染等对症治疗，缓解低氧血症和高碳酸血症，避免右心衰竭的加重。在此基础上，着力改善右心功能。

1. 利尿剂

有肝大、尿少、下肢水肿等情况，可适当使用利尿剂，以减轻右心负荷，改善症状。使用利尿剂时要谨慎，快速、大量利尿弊多利少，使用原则为缓利、间歇、小量、联合、交替使用。

2. 洋地黄类药物

慢性阻塞性肺病并发右心衰竭的患者，洋地黄的有效剂量与中毒剂量非常接近，易发生心律失常和其他不良反应，仅在积极抗感染和利尿治疗的基础上才考虑使用，宜选择起效迅速且半衰期较短的药物，并从小剂量开始使用。

3. 正性肌力药物

仅用于治疗严重心衰的患者。小剂量多巴胺可改善肾脏灌注，并促进尿钠排泄，有利尿作用。随着多巴胺剂量的调整可有增强心肌收缩力和升高血压的作用。多巴酚丁胺和米力农也可改善右心功能。

4. 血管扩张药

硝普钠等血管扩张剂可减轻心脏前、后负荷，降低心肌耗氧量，对部分顽固性心衰有一定效果。但血管扩张剂可引起肺血管扩张，肺血流增多，并引起肺动脉压下降，在使用过程中应加大吸氧量以克服血氧分压的下降。

5. 抗凝治疗

对慢性阻塞性肺病所致右心衰竭的患者，抗凝治疗能够减轻病情、改善预后，可选择普通肝素或低分子量肝素，7～10天为一个疗程。

（八）慢性左心衰竭合并右心衰竭的诊疗特点

左心衰竭合并右心衰竭大多为慢性病程，即先有左心衰竭，随后出现右心衰竭。长期左心衰竭的患者，由于左心室充盈末压增高，肺静脉压升高，引起肺动脉高压。同时，由于右心负荷加重，右心室充盈压升高，体循环静脉压升高。其特点为左、右心室排血量均降低，同时出现体循环及肺循环淤血的病理生理状态。

左心衰竭合并右心衰竭实际为全心衰竭，既出现左心衰竭的症状，如呼吸困难、端坐呼吸等，也出现右心衰竭的症状，如乏力、食欲不振、肝肿大、胸腔积液、腹腔积液和外周水肿等。需注意的是，左心衰竭的患者，当伴发右心衰竭时，呼吸困难症状常减轻，且血压易偏低，部分高度水肿的患者常没有明显的呼吸困难。胸部 X 线检查显示肺淤血、肺水肿、胸腔积液、肺动脉段突出等征象。超声心动图检查可显示全心扩大、肺动脉高压、心脏瓣膜反流等。血浆 BNP 和 NT-proBNP 的水平升高对合并右心衰竭者的意义与左心衰竭相似，但目前尚无 BNP 和 NT-proBNP 的水平与右心衰竭患者相关的大规模临床研究。

左心衰竭合并右心衰竭急性期的治疗以挽救生命为主，稳定期的治疗则侧重于防治心律失常、康复治疗和提高生活质量。基本治疗原则可以遵循左心衰竭诊治的相关指南，但是右心衰竭患者常常周围水肿严重，有效循环血容量不足，利尿、扩血管等治疗容易导致低血压，需要更加重视容量的平衡管理，保持恰当的前负荷是必要的。稳定期的患者要根据血压和心率的情况适当选用 ACEI 或 ARB、β 受体阻滞剂和醛固酮受体拮抗剂。关于左心衰竭合并右心衰竭尚没有专门的大规模的临床证据表明其疗效，建议按照《收缩性心衰诊疗指南》使用药物治疗。左西孟旦除了能提高心肌收缩力、舒张血管、改善外周阻力外，还能够扩张肺血管，降低肺动脉高压而改善右心功能，文献报道可用于肺动脉高压导致的右心衰竭。针对左心衰竭继发右心衰竭后如何选择 ICD、CRT 或 CRT-D 治疗，至今无明确的证据，建议参照《慢性心衰诊疗指南》。对严重终末期心衰，条件允许情况下可考虑使用体外膜人工肺氧合器（ECMO）、左心室辅助装置，为心脏移植或心肺移植过渡。然而，一旦发生右心衰竭，单独的左心室辅助装置可能加重右心负荷，此时建议使用双心室辅助装置以挽救患者的生命。对于晚期左心衰竭合并右心衰竭的患者大多病因难以纠正，可考虑心脏移植手术，但要高度重视肺动脉高压的状态。

（九）右心瓣膜病合并慢性右心衰竭的诊疗特点

右心瓣膜病引起右心衰竭并不常见，以慢性为主。常见引起右心衰竭的右心瓣膜病变类型为三尖瓣关闭不全、肺动脉瓣关闭不全和肺动脉瓣狭窄，前两者多属于功能性关闭不全，并非瓣膜本身病变所致，绝大部分是由于各种原因的肺动脉高压所致。其他引起三尖瓣关闭不全的病因包括感染性心内膜炎、Ebstdn 畸形和三尖瓣脱垂等。三尖瓣狭窄不会引起右室衰竭，但是可使右心房压明显升高，并导致一系列类似右室衰竭的体循环淤血表现。右心瓣膜病伴发慢性右心衰竭，主要表现为乏力、食欲差，颈静脉充盈、肝脏淤血、腹腔积液和下肢水肿等。某些因素如感染、劳累、伴快速心室率的心房颤动等均可诱发右心衰竭加重。

右心瓣膜病导致右心衰竭的治疗主要是针对基础疾病，多数三尖瓣关闭不全和肺动脉瓣关闭不全是功能性的，因此应针对引起的二尖瓣和肺动脉瓣功能性关闭不全的基础疾病进行治疗，如肺动脉高压等。同时遵循右心衰竭的诊疗原则，注意避免过度利尿造成心排血量减少。对于有适应证者给予介入或外科手术治疗。

第四节　难治性心力衰竭

难治性心衰也称为顽固性心衰。系指 NYHA 心功能 Ⅲ～Ⅳ级患者经过充分的标准的抗心衰药物治疗后，患者在休息或轻微活动时心衰症状持续不能缓解或暂时缓解后又加重，是心衰的严重或终末阶段，常需要特殊的干预治疗，包括静脉持续使用正形肌力药物、左心室辅助装置、心脏移植等。按照 ACC/AHA 心衰的 ABCD 分期，难治性心衰为 D 期，多由 C 期演变而来，NYHA 心功能在 Ⅲ～Ⅳ级。在某种程度上，也可为慢性心衰急性失代偿经治疗后病情始终难以缓解，伴或不伴心衰加重的诱发因素。

一、难治性心衰病情的重新评价

难治性心衰的处理包括重新评估病情、静脉应用药物治疗和特殊的非药物治疗。病情的重新评估是难治性心衰的重要基础，决定心衰治疗策略的合理选择。

（一）评估诊断是否正确

遇有心衰药物治疗效果差，病情持续不缓解，必须考虑诊断是否正确，即究竟是稳定性心衰还是难治性心力衰竭，是左心衰竭、右心衰竭还是全心衰竭，在收缩性心衰的基础上有无舒张性心力衰竭等。重视右心衰竭的诊断，特别是肺动脉高压患者伴有心衰的诊断具有重要的临床价值。不少患者既有收缩性心衰，又有舒张性心衰，因两者具有明显的不同性，有必要加以区别。

（二）评估诱因是否去除

特别是可逆性的诱因是否去除，如患者精神负荷和运动负荷是否过重，出入量是否合理，输液是否过快或过多、感染是否控制，血压是否稳定，心率或心律是否控制，电解质是否正常，酸碱失衡是否纠正等。肺部感染是导致心衰难治的重要原因，在整个诊疗过程中均要密切关注并进行相应的检查。

（三）评估基本用药是否合理

重新审视静脉输液量是否适当，利尿剂使用是否合适，有无洋地黄类药物不足或过量，ACEI 或 ARB 是否恰当，β 受体阻滞剂是否减量或停用，是否使用醛固酮受体拮抗剂等。抗心衰药物的不合理使用也是导致心衰难治的不可忽视的因素。利尿剂的合理使用在控制难治性心衰方面具有特殊重要的作用。对于利尿剂抵抗患者，可采取利尿剂联合使用或静脉使用，以增强利尿效果，但也要防止利尿过度。

（四）评估是否使用加重心衰的药物

包括非固醇类抗炎药、糖皮质激素、具有负性肌力的抗心律失常药物、大多数钙离子拮抗剂（氨氯地平和非洛地平缓释片经试验证实是安全的）、兴奋心脏的药物（如麻黄素、茶碱类药物）、致水钠潴留药物（如甘草、生胃酮）、血管扩张剂不当使用以及药物之间相互影响等。

（五）评估心肌缺血

根据心血管病流行病学资料统计，有 50% ~ 70% 的难治性心衰患者患有冠心病，心肌缺血是心衰反复发作和难治的重要原因。心衰患者必须进行 12 导联心电图或动态心电图检查,必要时实施药物负荷心电图或超声心动图试验。

（六）评估结构性心脏病

对于既往存在或新发的乳头肌功能不全、二尖瓣脱垂、瓣膜性狭窄或关闭不全、房间或室间异常分流、肥厚型梗阻性心肌病等，可导致心衰难治。对于难治性心衰，应当通过超声心动图重新评估，常可获得重要的诊断信息。

（七）评估有无合并其他疾病

如果心衰合并症持续存在或新近发生，可使心衰恶化或难治，如贫血、肾功能不全、甲状腺功能亢进或减退、感染性心内膜炎、肺栓塞等。贫血和肾功能不全是心衰较为常见的合并症，并影响着病情的严重程度和患者的预后。对于难治性心衰患者，应当重新检查血常规和红细胞比容，同时反复评估肾功能不全的程度。肾功能不全既可由心衰引起，又可加重心衰。心衰引起肾功能不全常为肾前性，由心排血量下降导致肾脏供血不足所致。稀释性低钠血症和缺钠性低钠血症可加重肾功能不全的程度，必须给予积极治疗。心衰特别是难治性心衰是深静脉血栓形成的独立危险因素。深静脉血栓形成和肺栓塞在心衰尤其是难治性心衰中并不少见，需要积极防治。

（八）评估血流动力学情况

对于难治性心衰患者需要尽快评估血流动力学，尤其是存在呼吸困难、组织器官灌注异常、无法准确判定心室充盈压或肾功能进行性恶化、使用血管活性药物、考虑应用左心室辅助装置或心脏移植时，可进行有创血流动力学监测。

根据有无低灌注和肺淤血分为以下类型：无低灌注且无肺淤血和无低灌注但有肺淤血约占 67%，有低灌注且有肺淤血为 28%，有低灌注而无肺淤血仅为 5%，部分患者介入各种分型之间。此分型对药物的选用有重要价值。

有无低灌注最好的反应指标是动脉压，通过血压的高低和脉压大小评估是否存在低灌注状态。在难治性心衰患者中，脉压 [（收缩压 - 舒张压）/ 收缩压] < 25% 被认为是心脏指数（CI）< 2.2L/（min·m^2）的良好指标。但老年人血管顺应性降低，其准确性有待于进一步证实。超声心动图测定 LVEF 对评价有无低灌注具有很好的参考价值，必要时进行有创动脉压监测。以颈静脉的高度（cm）+5cm 可大体判定右心房压（mmHg），是临床上最为简便而又较为准确的方法，右心房压为 10mmHg，估测肺毛细血管楔压（PCWP）的分界值为 22mmHg。对于难治性心衰最好进行床旁有创血流动力学监测，以正确进行血流动力学分型和指导治疗。

二、难治性心衰的治疗

（一）常规药物治疗

临床试验证实，改善心衰的药物有 ACEI 或 ARB、利尿剂、地高辛、β 受体阻滞剂、硝酸酯类和醛固酮受体拮抗剂。大多数难治性心衰的患者已接受上述药物治疗，但效果往往不明显。由于难治性心衰患者常合并肾功能不全，ACE1 或 ARB 的临床使用受到限制；β 受体阻滞剂因其负性变时和变力作用，在难治性心衰中的使用受到限制；地高辛对于难治性心衰治疗效果比较差。而利尿剂是目前唯一不受限制并且是改善容量负荷过重的良好药物，恰当使用利尿剂是治疗难治性心衰的关键。

在使用利尿剂过程中，既要避免用量不足，又要避免利尿过度。因难治性心衰患者的活动严重受限，检测体重有时不易实施。对于严重水、钠潴留的患者每日监测其出入量（尤其是尿量）是最为可行的方法，对指导利尿剂的使用具有较大的帮助。原则上在严格控制入量的基础上（1000 ~ 1500mL），每日出量与入量平衡或每日体重降低 0.5 ~ 1.0kg 较为适宜。两种方法联合使用评估利尿剂的效果和水、钠潴留状况更为准确。

利尿剂抵抗是难治性心衰的常见原因。改善利尿剂抵抗的措施有：①加大利尿剂剂量，如增加呋塞米剂量，每日 3 ~ 4 次服用。②采用作用机制不同的利尿剂联用，如襻利尿剂联用氢氯噻嗪，或再加用醛固酮受体拮抗剂，可明显改善利尿剂的抵抗和增强利尿效果。③静脉滴注呋塞米 100 ~ 200mg，以0.5 ~ 1mg/min 持续静脉滴注，每次剂量 < 300mg。④利尿剂联合使用正性肌力药物如儿茶酚胺类、钙增敏剂。⑤利尿剂联合应用提高渗透压的药物如甘露醇或白蛋白等。

（二）静脉制剂的合理应用

既往将治疗重点放在低心排血量方面，实际上无论是否存在低灌注，心衰的主要症状如呼吸困难等主要由心房和心室充盈压升高所致。由于房室充盈压的升高，心肌耗氧量增多，心肌灌注压差降低，导致心肌缺血加重。难治性心衰患者常伴有二尖瓣相对性关闭不全，充盈压的升高可加重二尖瓣反流，导致心排血量进一步下降。神经内分泌的激活对左心室充盈压具有显著的影响，左心室充盈压升高是导致 PCWP 升高和右心室功能不全的主要原因，而营养不良和循环中细胞因子的水平与右心室充盈压升高和肝淤血密切相关。利尿和降低心室充盈压能明显改善症状。当心衰症状难以缓解或恶化时，常需要静脉使用正性肌力药物和血管扩张剂，或者使用重组人利钠肽和血管升压素受体拮抗剂治疗。要根据不同的临床情况和血流动力学变化分别合理选用。

1. 正性肌力药物

分为洋地黄类、儿茶酚胺类（多巴胺、多巴酚丁胺）、磷酸二酯酶抑制剂（氨力农、米利农）和钙增敏剂（左西孟旦），适用于低灌注伴或不伴有肺淤血的患者。根据目前证据，不主张难治性心衰患者常规间断地静脉使用除洋地黄类之外的正性肌力药物，因其使用对于无低灌注的患者无益甚至有害。低血压和诱发心律失常是限制正性肌力药物应用的首要问题。洋地黄类药物静脉使用时最好停用地高辛，并且在高龄、心肌缺血、肾功能不全患者酌情减量。临床研究表明，多巴酚丁胺很少引起低血压，但用量过大可引起心率加快和心律失常；米利农引起低血压的概率较多巴酚丁胺明显增多，在伴有低血压的患者中不宜使用米利农；米力农与 β 受体阻滞剂联用治疗心力衰竭有协同作用，能够预防米利农引起的 QT 间期延长，可进一步降低病死率。左西孟旦与其他正性肌力药物不同的是，不增加心肌耗氧量，低血压、心律失常发生率低，可用于难治性心衰。有研究表明，给予利尿剂、ACEI 和 β 受体阻滞剂最佳标准治疗的基础上，患者心衰症状持续存在，可以考虑联用硝酸酯类和肼屈嗪。虽然正性肌力药物不能改善预后，但对严重心衰患者短期使用能够明显改善血流动力学，缓解临床症状，延缓病程的进展，提高生存率。

2. 血管扩张剂

要严格掌握适应证，仅适用于低灌注伴有外周阻力升高伴或不伴肺淤血的患者。血管扩张剂按照扩张动脉、静脉的不同效应分为以扩张动脉为主（如乌拉地尔）、以扩张静脉为主（如硝酸酯类）和混合型血管扩张剂（如硝普钠），分别根据临床特点（低心排血量、心室充盈压升高、水钠潴留，以及肺淤血的程度）合理选用。若使用不当反而会加重病情。使用血管扩张剂常需要有创血流动力学监测，对于硝普钠的使用，在临床上积累了很多经验，严密观察下静脉使用是比较安全的，很少发生症状性低血压。但要注意控制剂量和使用时间，以防氰化物中毒，尤其是心衰伴有肝肾功能不全者。

3. 重组人利钠肽

既具有扩张血管又具有显著的利尿作用，能够有效降低心室充盈压和改善水钠潴留，并迅速改善症状，适用于低灌注伴有外周阻力升高以及明显水钠潴留的患者。临床研究表明，重组人利钠肽治疗重度心衰的疗效优于正型肌力药物和其他血管扩张剂，且不良反应较少。因半衰期（18min）较硝酸甘油长，使用中应避免低血压的发生。

需要注意的问题：静脉应用抗心衰药物后，要合理调整既往服用的正形肌力药物和血管扩张药物的剂量，避免加重低血压和低灌注状态。静脉用药要逐渐减量并停用，切忌突然停药，同时恰当使用口服药物如 ACEI 或 ARB、β 受体阻滞剂、利尿剂等，避免停用静脉药物后病情反复（常见的再住院原因）。静脉用药以暂时改善血流动力学为主要目的，应该短期使用（＜7 天），临床症状减轻或缓解后尽早停用，切忌长时间使用。即使静脉使用抗心衰药物，也要尽量避免停用 ACEI 或 ARB、β 受体阻滞剂，即使使用 β 受体阻滞剂最小剂量。既往服用地高辛患者如需使用儿茶酚胺类、磷酸二酯酶抑制剂以及钙增敏剂类正性肌力药物，不需要停用地高辛。

（三）顽固性水肿的处理措施

大多数难治性心衰以难治性右心衰竭为主，顽固性水肿是临床上的突出问题。由于神经内分泌激活、肝肾功能不全、电解质紊乱，以及长期使用利尿剂等原因，利尿剂效果往往较差。治疗顽固性水肿的关键是识别低钠血症的类型，即稀释性低钠血症还是缺钠性低钠血症（真性低钠血症）。稀释性低钠血症是心衰的严重表现，与患者预后密切相关，纠正极为困难。因低钠血症的类型不同，治疗原则也截然不同，需要临床上加以鉴别。

1. 稀释性低钠血症性水肿

临床特点为水、钠潴留显著，利尿剂效果差，心衰症状明显加剧，而血钠水平降低、尿钠水平升高是其显著特点。治疗重点是提高血浆渗透压和积极利尿。甘露醇或白蛋白虽然明显提高渗透压，但因加重心衰而限制其在难治性心衰中的使用。如果应用恰当，还是比较安全的，临床上不作为首选，仅用于其他药物治疗无效的情况下。用法为甘露醇 100 ~ 200mL 或白蛋白 10 ~ 20g，持续静脉滴注 2 ~ 3h，并于滴注半量甘露醇时给予正性肌力药物如毛花苷 C 或多巴酚丁胺，使用正性肌力药物 10 ~ 20min 后给予大剂量呋塞米（100 ~ 200mg），每日 1 次，使用 2 ~ 3 天，患者尿量会显著增加。

2. 缺钠性低钠血症性水肿

胃肠道和肝淤血导致患者食欲差，长期使用利尿剂和限制钠盐摄入，容易引起缺钠性低钠血症的发生。临床特点为精神神经症状如嗜睡等显著，多发生于应用利尿剂且水肿逐渐消退后，利尿尤其是渗透性利尿引起低钠血症更为明显，而血钠水平降低与尿钠水平也降低是其特点。由于同样可出现显著的水钠潴留，容易误诊为稀释性低钠血症。治疗的关键是静脉补充高渗盐水，根据血浆钠的水平决定补钠浓度和补钠量，一般补钠浓度为 1.4% ~ 4.6%。当血钠水平 < 125mmol/L 时，盐水浓度为 4.6%；血钠水平为 126 ~ 135mmol/L 时，盐水浓度为 3.5%；轻度低钠多主张口服补盐液纠正。补盐量（g）=（142mmol/L-实测血浆钠）× 0.2 × 体重（kg）/d，首日补充总补盐量的 1/3 ~ 1/4，根据次日血钠检测结果决定随后的补盐量。需特别提醒的是，严重低钠血症时补充等渗盐水不但难以提高血钠水平，而且会加重水、钠潴留，导致心衰恶化，甚至死亡。

3. 心肾综合征

心肾综合征是严重心衰患者临床症状不能缓解的较为常见的原因。具有基础肾损害的患者尽管使用利尿剂后症状缓解，但肾功能仍呈进行性减退。主要见于严重右心衰竭和显著水、钠潴留的患者。其发生的原因主要是低心排血量引起肾脏低灌注，部分原因为低血容量。血肌酐水平越高，心衰越重，患者再住院率和病死率增高，与患者预后显著相关。低心排血量引起的肾功能不全的临床特点为低血压、少尿，对利尿剂和血管扩张剂反应差，心衰好转后肾功能不全可明显缓解。治疗的关键是静脉应用正形肌力药物，提高心排血量，改善肾脏低灌注，提高利尿剂的效果。常联合使用毛花苷 C 和（或）多巴胺＋利尿剂。有研究显示利尿剂联合氨茶碱有利于增加尿量和减轻水肿，可能与氨茶碱增加肾血流量有关。遇有心衰伴有肾功能不全的患者，也应认真区别肾前性、肾性和肾后性，以决定不同的治疗方案。对于低血容量引起的肾功能不全，患者既往无基础慢性肾病史，过度限制钠水的摄入或过度利尿，心衰好转后肾功能不全反而加重，主要以尿素氮水平升高比较显著，与肌酐升高不成比例。此类患者合理补充血容量是治疗的关键。需要注意的是，肾功能不全患者应当根据血肌酐水平及时调整或停用 ACEI 或 ARB，以免肾功能的恶化。

（四）难治性心衰的抗栓治疗

1. 血栓栓塞发生率

心衰患者脑卒中、肺栓塞及外周静脉血栓等血栓栓塞事件的发生率均较非心衰患者显著升高，并随着射血分数的降低而进一步升高。相关研究显示，心衰患者发生脑卒中的风险为普通人群的 2 ~ 3 倍；心衰患者脑卒中或 TIA 的发生率高达 26%；因心衰住院的患者发生有症状的肺动脉栓塞的风险为非心衰患者的 2.15 倍，发生有症状的深静脉血栓的风险为 1.21 倍；尸检发现猝死的慢性心衰患者中，有 33% 存在冠状动脉栓塞、斑块破裂或心肌梗死。

2. 抗凝治疗的选择

目前《ACC/AHA、ESC 指南》推荐合并栓塞或阵发、持续性心房颤动病史的患者需要抗凝治疗，患有淀粉样变性、左心室致密化不全、家族性扩张型心肌病或一级亲属有血栓栓塞病史的患者应考虑抗凝治疗。对于窦性心律而无栓塞事件的患者临床研究结果相互矛盾，目前是否抗凝治疗仍存在争议，而且华法林引起的出血事件抵消了其临床获益、仅美国心力衰竭协会推荐 LVEF ＜ 35% 的患者进行抗凝治疗。除使用华法林抗凝外，直接凝血酶抑制剂达比加群酯和 X a 因子抑制剂利伐沙班、阿哌沙班对心衰伴有心房颤动患者的抗凝治疗，已经大规模临床试验证实其抗栓效果优于华法林，而且出血发生率低。但是，尚无窦性心律的心衰患者抗凝治疗预防血栓栓塞的大规模临床研究。

3. 抗血小板治疗

多个大规模回顾性分析显示，阿司匹林能够降低心衰患者的病死率，尤其对缺血引起的心衰患者保护作用更为明显。但部分研究并未显示出阿司匹林对血栓栓塞事件的有效预防作用。同时有研究显示，服用阿司匹林患者再住院率、脑卒中事件发生率明显高于华法林组。关于阿司匹林与氯吡格雷联用是否有益，多个临床研究结果相互矛盾。因此目前尚无抗血小板药物一级预防的证据。

（五）难治性心衰的循环辅助装置治疗

主要有反搏装置（IABP）、心肺辅助装置（CPS）、心室辅助装置（VAD）。

1. 反搏装置（IABP）

患者存在明显心肌缺血证据，药物治疗或其他治疗效果不佳，或血压无法维持时采用 IABP 治疗。操作简易迅速，成功率高，费用低，需要的监护人员少，不足之处是使用时间不宜过长。IABP 的禁忌证为存在严重的外周血管疾病、主动脉瘤、主动脉瓣关闭不全、存在活动性出血或其他抗凝禁忌者如严重血小板减少症。

2. 心肺辅助装置（CPS）

提供充分的包括血流动力学及静脉血氧合在内的心肺支持，类似于外科手术中的体外循环，短期使用可改善预后，对技术人员要求高。体外膜人工肺氧合器（ECMO）也属于心肺支持装置，主要用于成人急性呼吸衰竭和急性心衰，短期使用能够达到左心室辅助装置的效果，主要用于心脏移植和心肺联合移植的过渡阶段。

3. 心室辅助装置（VAD）

根据泵装置和心腔的连接部位分为左心室辅助装置（LVAD）、右心室辅助装置（RVAD）和双心室辅助装置（ventricular assist device），根据泵装置的置入部位分为体外型（非置入型）和体内型（置入型）。对于接受药物治疗的终末期心衰患者预计 1 年病死率 > 50% 时，考虑使用 LVAD。HeartMate LVAD 已经美国 FDA 批准作为永久性置入装置。其体积小，可置入心包空隙内。可用于终末期心衰患者心脏移植前的过度治疗，置入 3 个月后可显著提高心功能和提高生活质量。Thomtec IVAD 是目前美国 FDA 唯一批准的既可用于左心、也可用于右心或全心的可置入式 VAD。VAD 的应用范围包括：长期心脏支持、心功能恢复的过渡、心脏移植的过渡、临时心脏手术或介入治疗的支持、急诊心肺复苏、肺栓塞、严重创伤等。目前已用 VAD 治疗的对象包括：不能脱离体外循环者、心脏直视手术后心源性休克、AMI 无法 CABG 或心肌严重损害、慢性心衰急性失代偿、暴发性心肌炎、等待心脏移植者、顽固性室性心律失常、高危的心脏手术、心脏移植后心衰者、置入 LVAD 后右心功能进一步恶化者。急性心源性休克应用 VAD 的禁忌证包括：肾衰竭、严重肝脏疾病、恶性肿瘤、未控制的败血症、肺出血伴肺功能不全、严重溶血、出血未控制、明显的中枢系统损害。置入式 VAD 的禁忌证包括：年龄 > 70 岁、既往无心脏病史而新发心肌梗死合并急性左心衰竭 7 天内、在 1 个月内发生肾衰竭需要血液透析者、严重的肺气肿或其他严重的阻塞性肺病、发生肺梗死（肺血管造影有明确证据）2 周内、严重肺血管疾病、重症肺动脉高压，如全肺阻力 > 8 Wood 单位、右心室功能严重低下、严重肝脏疾病、难治性室性心动过速、脑血管病变如脑卒中合并颈动脉杂音或 TIA 发作、严重胃肠道吸收障碍、活动性感染、严重的血液系统疾病、未解决的恶性肿瘤、无法重建的血管疾病（包括肢体痛及胸痛）、严重无尿（即使在充分肾灌注情况下尿量 < 20mL/h、尿素氮 > 3.6mmol/L 和肌酐 > 442μmol/L）、心室颤动经抢救 > 1h 仍没有复苏者、HIV 阳性者、长期大剂量类固醇治疗者。置入式 VAD 的常见并发症包括：出血、右心衰竭（出血后输入过多液体或血液制品）、血栓或气栓（泵开启时左心室未充盈）、感染（常见于肺部、尿路和管路）等。非置入式 VAD 的常见并发症包括：抗凝引起的出血最常见，其他还有溶血、肾功能不全、感染、肝功能不全、呼吸功能不全、多器官功能衰竭、非血栓性和血栓性神经系统疾病等。

（六）难治性心衰的非药物治疗

1. 血运重建治疗

对于缺血性心肌病患者，血运重建术是改善心肌供血和心衰加重的最有效的方法。经充分评估后确定患者确实存在心肌缺血，经药物治疗不能缓解者，采用积极的血运重建治疗，可显著提高患者的心衰症状，提高生活质量，提高生存率。对于心肌梗死患者，应当评估坏死心肌和存活心肌，以决定是否进行血运重建的治疗策略。

2. 心脏再同步化治疗

适宜于房室、左右心室及室内传导不同步患者，可显著改善心衰症状，降低心衰病死率。严重心衰常存在传导的不同步现象，是病情持续恶化和药物治疗效果不佳的重要原因，实施心脏再同步化治疗是一种合理的选择。

3. 干细胞移植

对心肌梗死后心功能低下患者向冠状动脉内注入骨髓干细胞，结果显示能够提高 LVEF。缺血性心肌病自体成肌细胞移植初步显示可改善左心室功能，防止心衰发展。目前仍处于试验阶段，试验规模均较小，尚需克服许多难题。

4. 血液超滤

适用于对利尿剂治疗反应差的难治性心衰患者，血液超滤可促进排钠、减轻容量负荷，改善症状，与静脉应用利尿剂比较可缩短住院时间。

5. 心脏移植

绝对适应证为心衰生存积分（HFSS）为高危，同时具有以下情况：难治性心源性休克；只有通过静脉使用正型肌力药物才能维持外周器官的灌注；最大运动氧耗量 < 10mL/（kg·min），合并无氧代谢存在；严重的缺血症状持续存在，患者日常活动受限，且不能耐受 CABG 和 PCI；无法控制的反复发作的室性心律失常，药物、ICD 和外科手术效果差。相对适应证为 HFSS 评分中危，同时具有以下情况：最大运动氧耗量在 11 ~ 14mL/（kg·min），并且日常活动受限；反复发作的不稳定性心肌缺血，且不能耐受 PCI；药物无法控制的体液失衡反复发作，药物种类和剂量不断增加。目前心脏移植的 1 年存活率达 85% ~ 90%，3 年存活率达 75%。主要问题是供体缺乏、排异反应及经济负担。

参考文献

[1] 李菁 . 内科常见病诊疗进展 [M]. 武汉：湖北科学技术出版社；长江出版传媒，2022.

[2] 张阳阳，张树堂 . 内科常见病诊疗精要 [M]. 汕头：汕头大学出版社，2023.

[3] 赵健 . 内科疾病诊治与公共卫生管理 [M]. 上海：上海交通大学出版社，2023.

[4] 支继新 . 心内科诊疗技术与疾病处置 [M]. 北京：中国纺织出版社，2023.

[5] 刘天君 . 临床肾脏内科疾病理论与实践 [M]. 上海：上海交通大学出版社，2023.

[6] 刘静 . 神经内科疾病临床诊治与康复 [M]. 青岛：中国海洋大学出版社，2023.

[7] 孙轸，薛文婷，林梵 . 常见消化内科疾病诊疗方法 [M]. 武汉：湖北科学技术出版社，2023.

[8] 石远凯 . 肿瘤内科原理与实践 [M]. 北京：人民卫生出版社，2023.

[9] 王佃亮，黄晓颖 . 内科医师诊疗与处方 [M]. 北京：化学工业出版社，2023.

[10] 李志宏 . 临床内科疾病诊断与治疗 [M]. 汕头：汕头大学出版社，2021.

[11] 李进 . 肿瘤内科诊治策略 [M]. 上海：上海科技出版社，2007.

[12] 薛晓明，马飞，刘佳 . 现代内科疾病综合治疗 [M]. 北京: 中国纺织出版社，2023.

[13] 陈世耀，汪昕，姜林娣 . 内科临床思维 [M]. 北京：科学出版社，2023.

[14] 刘新红 . 神经内科临床与康复 [M]. 上海：上海交通大学出版社，2022.

[15] 苏鹏 . 内科疾病检查与治疗 [M]. 长春：吉林科学技术出版社，2023.

[16] 宋波 . 内科医师临床必备 [M]. 青岛：中国海洋大学出版社，2023.

[17] 石新慧 . 现代内科诊疗精要 [M]. 武汉：湖北科学技术出版社，2022.

[18] 王丽云 . 实用内科疾病诊治与护理 [M]. 长春：吉林科学技术出版社，2022.

[19] 孙雪茜 . 内科常见病治疗精要 [M]. 北京：中国纺织出版社，2022.

[20] 韩慧茹 . 临床内科疾病诊治与处理 [M]. 长春：吉林科学技术出版社，2023.

[21] 刘国丽 . 临床内科诊断与治疗方案 [M]. 南昌：江西科学技术出版社，2022

[22] 郭大伟 . 内科疾病诊疗基础与康复 [M]. 长春：吉林科学技术出版社，2022.

[23] 李祥欣，王成刚，陈鸿程 . 内科疾病综合治疗学 [M]. 南昌：江西科学技术出版社，2022.

[24] 秦翠娟 . 当代内科诊断与治疗 [M]. 长春：吉林科学技术出版社，2022.

[25] 王均强 . 心血管内科疾病诊疗 [M]. 北京：中医古籍出版社，2022.

[26] 庄志强，江勇，王成刚 . 内科疾病综合治疗与病例解析 [M]. 南昌：江西科学技术出版社，2022.

[27] 焉鹏，赵景润，马清珠 . 消化内科疑难病例解析 [M]. 济南：山东科学技术出版社，2022.

[28] 刘莉 . 心血管内科疾病护理与健康指导 [M]. 成都: 四川科学技术出版社，2022.

[29] 胡春荣 . 神经内科常见疾病诊疗要点 [M]. 北京：中国纺织出版社，2022.

[30] 马冉 . 消化内科疾病临床基础与技巧 [M]. 武汉：湖北科学技术出版社，2022.

[31] 周乐琴 . 心内科诊治对策及病例分析 [M]. 南昌：江西科学技术出版社，2022.

[32] 张晓艳 . 神经内科疾病护理与健康指导 [M]. 成都：四川科学技术出版社，2022.

[33] 鹿嫚 . 神经内科疾病诊治处理与康复 [M]. 长春：吉林科学技术出版社，2022.

[34] 孙立英，耿淑芳，薛志刚 . 内科病症诊治 [M]. 长春：吉林科学技术出版社，2021.

[35] 王继红，安茹，李新平 . 内科临床诊疗技术 [M]. 长春：吉林科学技术出版社，2021.

[36] 张平 . 临床内科疾病诊治技术 [M]. 南昌：江西科学技术出版社，2021.

[37] 徐希林 . 现代内科疾病诊疗学 [M]. 南昌：江西科学技术出版社，2021.

[38] 金琦 . 内科临床诊断与治疗要点 [M]. 北京：中国纺织出版社，2020.

[39] 王为光 . 现代内科疾病临床诊疗 [M]. 北京：中国纺织出版社，2021.

[40] 黄佳滨 . 实用内科疾病诊治实践 [M]. 北京：中国纺织出版社，2021.

[41] 冀霞，赵春艳，薛志刚 . 内科常见疾病诊疗学 [M]. 长春：吉林科学技术出版社，2021.

[42] 文洁 . 临床内科疾病诊断及监护研究 [M]. 长春：吉林科学技术出版社，2021.